謹以此書　獻給
我親愛的家人
因爲他們的關愛與鼓勵
讓我得以追求夢想
完成此書
願世間和平
温馨滿人間

目錄

第二章：寒冬與挑戰

第三章：迎接曙光的新芽

序

作爲一位歷史學家，我大部分的時間都用在研究與健康、疾病還有醫藥等相關議題並寫作上。我對這些議題充滿興趣，因爲它們深深觸及到生而爲人的意義。任何事都比不上健康令人關心，不只是因爲我們終將一死，而是因爲對健康的概念深深與我們觀念中幸福美滿的生活息息相關。談到健康，就一定會想到影響健康好壞的事物：先天的的性靈、心理、及生存的物質生活條件等等。健康不僅幫助我們了解文化，對於一個渴望社會變得更好的人，它還可以做爲一個透視焦點。人一向都渴望更公正和諧的社會，這也就是爲什麼我和士培在本書的對談與文章中，一再提及這個議題。

這本書的章節檢視我們社會生病的原因，探討發生更嚴重失序如戰爭與疫病的可能性，若希望人類繼續生存與繁榮，社會所需要滋養與移植的綠色改變。士培所探討的社區不僅在生態與經濟的角度都可持續發展，甚至能達成更高的目標：保護環境，並同時發展所有人的潛力。爲達目標，除了讓所有年齡層的人一起分享工作與生活，並且讓每個人都覺得自己有所貢獻。如此一來，大家對社區會產生歸屬感，感到生命有意義。這些正是目前被物慾的世界所摧毀的精神所在。

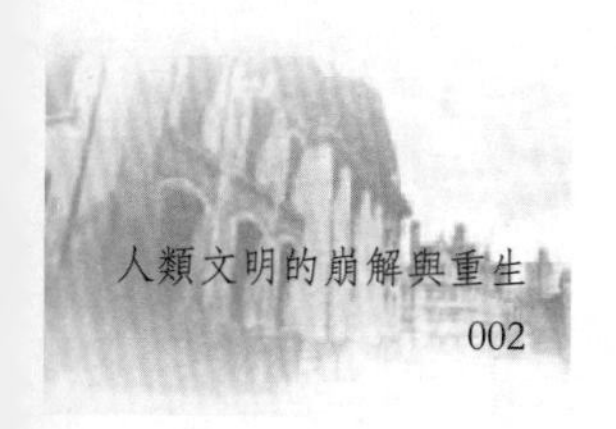

本書第一部份我們會對現代社會問題進行反思，探討哪些有意義的社區概念被摧毀了。有些崩解的過程很慢而不易察覺—待發現時已經消失殆盡。有些社區則是在十年間快速毀壞，就如我自身經歷的一樣：不論過去或現在，明顯感受到社區的消逝。許多人都有相同慘痛的經驗，移民勞工、飆漲的物價及利我的決策，能在幾年間快速破壞一個社區。唯有在面對面的相處、參與傳統共同慶典，才能讓人與人之間的義務與尊敬自然保留下來。因此社區被破壞的同時，凝結社區精神的價值體系也跟著消逝。這些價值消逝的後果實在一書難盡，其中最令人難過的現象是對老人的忽略。這些長者被社會拋棄在後，身處於他們不再了解的現代世界而不知所措。現今對待老人的方式 - 不只是在西方，發展中國家也逐漸如此 - 可以說是社會的醜態，更是現代生活型態下的一種刑罰。歷史上鮮少會有社會對貢獻過心力的老人如此不受尊重。

圍繞著我們這種失根文化的另一個問題是：恐懼—不只是對自身的死亡，人們更害怕社會因天災、疫病或核武而崩解。雖然這些都常有可能發生 - 尤其是當社會遇上嚴重的傳染病時。但我們必須承認，這樣的恐懼反映出擔心社會失序、對自身生活的不滿意的深層焦慮。最近當我檢視一些形容疾病與流感的新詞彙，我發現這些話語不是出自真誠與正義的關心，很諷刺的，反而是大量的恐嚇言詞。這些言詞模糊焦點，同時受惠導致問題的利益團體：他們造成的社會問題才真正必須被解決。

當我們想到一個發布的新威脅、一個新的流感病毒、或是像非典那種新疾病時，我們通常想到的是要如何防止傳播、如何自我隔離、如何避免社會大眾被感染。政府也讓民眾相信隔離、檢疫、監控與接種疫苗的功效。

然而，就像對待恐怖主義，對付一個疾病的最好方式就是同時整治導因與問題的本身。防災計劃雖然不錯，但也許並不是最好的方式。隔離病患也許曾阻止過非典，卻無法阻止像流感等這種更容易傳播的病毒。更何況，若我們正視病毒變種的導因，新型病毒的產生機率可因此大幅下降。許多人類的疾病都與家畜及飛禽相通，或是經由接觸禽畜而感染。因此，我們與動物之間的關係是維持自身與社區健康的關鍵。然而，現代的密集工業養殖，卻是人畜關係最惡化也最危險的方式與場所。無數的科學家都指出這些養殖場帶來潛在的病毒變種危機，是流感病毒及其他感染病的大染缸。即使如此，改變仍然很少。的確，快速都市化加強便宜肉類製品的大量需求，因此我們對密集養殖業有極高的依賴。可惜的是，許多人寧願去預防疾病的傳染，而不去探討產生病毒的導因。國際貿易與人類蠶食野外生態圈也產生了新種病毒，或導致舊病毒的重現；當我們重現新社區時，都應該正視並阻止這些因人類的邪惡而被忽略的種種現象。

愛默生在他的《自然》(1836) 一文中說道：「我們能否用嶄新的眼光來看待這個

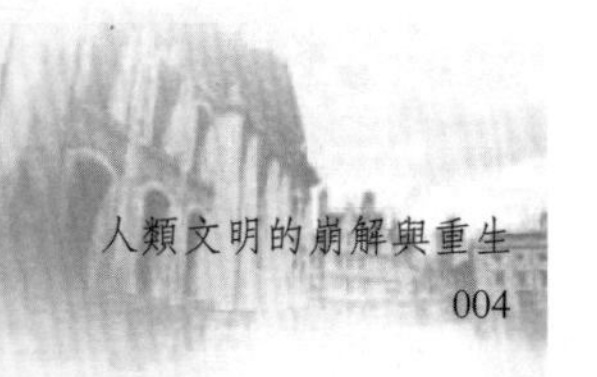

世界？」相信將此書拿起來的朋友們已有了不同的眼界，謹希望你們在讀完此書之後能夠得到更多啓發。我借用愛默生對他讀者所說的話，送給各位：

「如此一來，建構你們自己的世界吧！將你腦海中最純淨的想法、在生活中去進行實踐！」

牛津大學醫學史系　教授
牛津大學格林太普敦學院　教授
威爾康醫學史中心主任

馬克　哈里森

序

現於牛津大學威爾康醫學史中心 (The Wellcome Unit for the History of Medicine)擔任主任的馬克・哈里森 (Mark Harrison)教授，是目前學術著作最豐碩、影響力與聲望也最卓著的中壯輩醫學史學者之一。他嶄露頭角的領域是英國在印度的殖民醫學史；第一本著作《英殖印度的公共衛生》(1994)，透過對詳盡史料的精細分析，探討英國殖民者對印度衛生環境的理解與相關保健措施的歷史演變，探究這些看法和殖民的權力關係、種族主義以及當地政治狀況的關連。這本書最爲學界稱許的是，哈里森教授耗費大量功夫探討印度的英國殖民醫官的社會與教育背景，以及他對當地社會文化情境如何影響英國衛生政策的討論，這本書今日已經成爲研究殖民醫學的學子必讀的經典著作。哈里森教授在此書之後持續在這個領域深耕，最近他將出版一本關於十八世紀英國在印度的殖民醫學史研究專著，値得拭目以待。

哈里森教授另一個專攻的領域是英國軍事醫學史，其研究特別關注自十七世紀以來歐洲所發展的管理方法對軍事醫學的重要性，他的研究觸及軍事、醫療與政治經濟的交界面，探索了商業理性、人員規訓與醫療保健等西方現代最爲突出展現的關鍵領域。哈里森教授關於第二次世界大戰英國軍事醫學的專書《醫學與勝利》(2004)，指出組織更完善、管理更有效率、預防保健措施更完善的軍事醫療，是英軍在亞洲戰場面對日軍時的一大優勢；目前他已完成一本與第一次世界大戰軍醫學史相關的專書，這本書可望獲得一項專業獎項。哈里森教授原創的學術貢獻中，包括上述專書及他所編輯的文集、大量的論文與書評，使他成爲殖民醫學史與軍事醫學史這兩個領域的世界權威學者。

學術視野廣闊的哈里森教授不是只埋首於特殊研究領域的專家，而是一位對醫學史各個領域都有廣泛興趣的學者。近年來，他拓展其研究範圍，對疾病的歷史，尤其是傳染病史的研究也頗爲投入。研究殖民醫學史和軍事醫學史的哈里森教授會投入疾病史的研究並不令人意外，殖民醫學和軍事醫學主要是在探討疾病，對於無論是來到不同疾病生態環境的殖民者、或是在艱困環境下過團體密集生活且經常行軍移動的部隊而言，如何預防傳染病的發生、治療已經發生的疾病並遏制其蔓延，都是迫切而重要的課題。疾病史更是醫學史的中心議題；人類自有歷史以來就有疾病問題，不同歷史時期與不同社會都有其理解與因應疾病的方式。研究疾病史不只讓我們理解當時的醫療知識，更提供一扇能讓我們深入瞭解各時各地社會狀況與文化風貌的重要窗口。

因此，疾病史研究可說是醫學史的中心領域。哈里森教授的《疾病與現代社會》(2004)，綜合了目前學術界疾病史研究的豐碩成果，概述了十六世紀以來全球重大疫病的歷史，堪稱是這個主題最好的入門專書。他目前正研究貿易與疾病傳染的關係，尤其是新興傳染病如何因經濟活動產生的人群流動而發生與蔓延；數年前在台灣造成極大震撼的SARS大流行，也是書中將探討的疾病之一。相信這本書的內容會包含許多引起我們興趣、值得我們關注的課題。

《人類文明的崩解與重生》是哈里森教授和作者洪士培合作的成果，也是他第一本以中文發表的著作。在本書的訪談中，哈里森教授再度大幅拓展他關懷的領域，直接面對我們這個時代最重要也最急迫的課題：在環境持續惡化的情況下，我們的社會要如何永續發展？這個涉及因素複雜、層面眾多的課題，指向一個深層的探討——環境與健康的關係，實在是醫學史研究上無法避免的問題。事實上，哈里森教授另一本殖民醫學史專書《氣候與體質》(1999)，就專述英國醫學如何面對與看待殖民地不同氣候環境所帶來的健康問題；此外，軍事醫學與新興傳染病的研究，都和環境因素有著密切的關係。從訪談中，我們可以看到他如何透過醫學史研究所得到的洞見，思考與反省當代環境與社會問題，其看法有許多值得我們參考深思之處。

中央研究院歷史語言研究所　副研究員
李尚仁

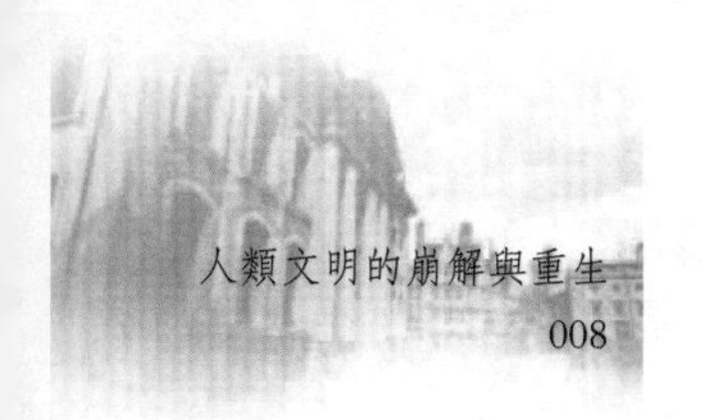

哈里森教授學術專書：

Public Health in British India: Anglo-Indian Preventive Medicine, 1859-1914 (Cambridge: Cambridge University Press, 1994).

Climates and Constitutions: Health, Race, Environment and British Imperialism in India, 1600-1800 (New Delhi: Oxford University Press, 1999).

Medicine and Victory: British Military Medicine in the Second World War (Oxford: Oxford University Press, 2004).

Disease and the Modern World: 1500 to the Present Day (Cambridge: Polity, 2004).

序

由於科技的發展、商業的繁榮，加上交通與通信的進步，爲今日社會帶來前所未有的巨大轉變，同時也讓我們生活在不知如何走向未來的惶恐中—我們原以爲在天地浩瀚博廣的滋養中，萬物可以無止境的成長繁榮，但人類欲望無窮的拓展城市版圖，最終發現需要面對地球豐富資源耗盡枯竭的困境。

馬克教授以他專業的經驗和研究，讓我們意識到人類正面臨的處處危機，而這些問題的根源可能一般人不易察覺，但透過專家眼光的審視與提點，才恍然大悟，心有戚戚焉—人們不僅與社會疏離、陌生于自然，朋友之間不再拿筆寫信，親人之間也逐漸淡薄，有時連電話都免去，僅僅短信數字就算溝通。

我們看到馬克教授以一個外國高級知識分子卻具有中國傳統士大夫「民吾同胞，物吾與也」的胸懷，和「先天下之憂而憂、後天下之樂而樂」的強烈使命感，以全球公民爲出發點，對世界關懷、對社會關心。事實上，今日的國際化已經讓距離不成爲溝通的障礙，可是物欲横流的價值觀卻讓多數人忘卻身爲現代人應有的覺醒。自然生態在我們的過度消費下已經奄奄一息，社會在自我中心的狂熱逐利過程中也變成人們炫富的舞臺。爲了經濟發展，人類付出了環境與精神的雙重代價，更無力面對明天的世界。

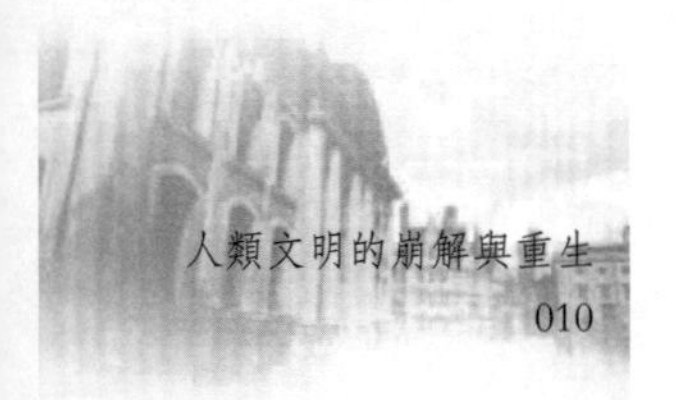

在這幾篇不算短的對話中，馬克教授所談的話題很廣泛，也很具體。從戰爭與和平、發展與貧窮、流感與健康、貿易與價值等等，處處都顯示出教授的赤子之心和人本的關懷。我想，大家真的需要花一些時間，靜思一下個人與群體的未來；而我們也都應該能深刻認識到，人類確實必須將腳步放緩、走穩，爲子孫萬代的可持續發展及美麗地球的自然環境做出貢獻。讓我們試著選擇可持續的行爲模式、還原更健康的精神面貌，如此雖然不能馬上立竿見影，但只要方向對，不怕路遙遠，世界必定因此而改變，人類也才得以繼續生存下來。

曾任　中宏保險 副總裁兼北京分公司總經理
　　　安泰人壽 助理副總裁
現任　長城保險 副總經理兼首席營銷官
林衛國

自序：與馬克教授相遇 對話世界現象

第一次遇見馬克教授，是在台灣，他受中研院之邀來台演講，我因緣際會成了接待。那時我已在學習中國傳統自然療法，生活除了工作就是養生、靜坐、治療，沒想到有機會遇見一位遠道而來的西方醫學史專家。那時對馬克教授的專業一竅不通，無法學術交流，只能帶他吃吃台灣美食，聊聊生活。馬克教授給人的感覺自然舒服，毫無文化隔閡，與他交流時不用太費心修辭或引用專業術語，讓我對馬克教授這位世界級大師的為人感到相當欽佩。

一、兩年後，我出國唸書發展，選擇在倫敦大學念醫學史碩士。第一學期即將結束之際，在教室張貼的一張研討會文宣看見馬克教授的名字：Mark Harrison擔任主持評論人；我參加了那場研討會，那是我們第二次的見面。一進會場，遠遠與馬克教授打個照面，我忽然明白：這位大師記得我，當下感到十分榮幸！他端坐在臺上主持與評論的位置，十分權威。會後聚餐時，恰巧有機會坐在馬克教授的旁邊，於是開啓了我們之間的對話，後來對話也持續進行。

畢業後我申請到牛津大學醫學人類學研究碩士，系所正好在馬克教授辦公室的旁邊。於是對話內容延展到學術方面，小如環境狀態、大至對人類未來的探討；最特別的一個契機，發生在兩三年前，當我提起對建構永續發展的新人類生態文明社區的嚮往時，馬克教授驚歎說：「這也是我一直以來的願望，但是很多人卻無法瞭解這個理想！」從這時起，馬克教授對我而言，不僅僅只是一個專業令人尊敬的大師，也是一位擁有共同願景和目標的良師益友及工作夥伴。

這本書是我與他許多交流對談中的一部分。透過對世界的反思和對人類的關懷，希望能激發大家共同關注我們所身處的世界，一起穿越即將來臨的過渡時期，迎向創新生活的未來。

本書分爲三個部份。第一部份主要談到人類生存的社會，透由馬克教授的自身經歷以及專業眼光，看看現在的世界病在哪裡？人們怎麼了？可能會發生什麼事？第二部份談到黑暗期，探討當今社會環境的困頓，挫折與艱苦。不可否認的，地球的下一階段將會很辛苦；雖然大家都知道黎明前的天空是黑暗的，然而，除了單純的相信與等待之外，本書第三部份採取了實際的例子與建議，提供人們繼續走下去的希望與方向：我們需要恢復與大自然間的平衡，以及重整社會價值觀，從中產生人類的新文明與新希望！本書也放入馬克教授與本人在世界永續發展國際論壇特刊上發表的文章。除此之外，偶爾也穿插一些我個人在訪談馬克教授后的一些感想。

馬克教授特別強調，這本書並不是要建立烏托邦，也不是提供新世界的藍圖。新世界是要由大家所共同創造的！本書只是先從馬克教授的觀點來激發大家的關注與想法，邀請所有人一起腦力激盪，讓人類彼此的愛與智慧代代相傳，令生活更加美好、並且更有意義。

第一章 落英繽紛

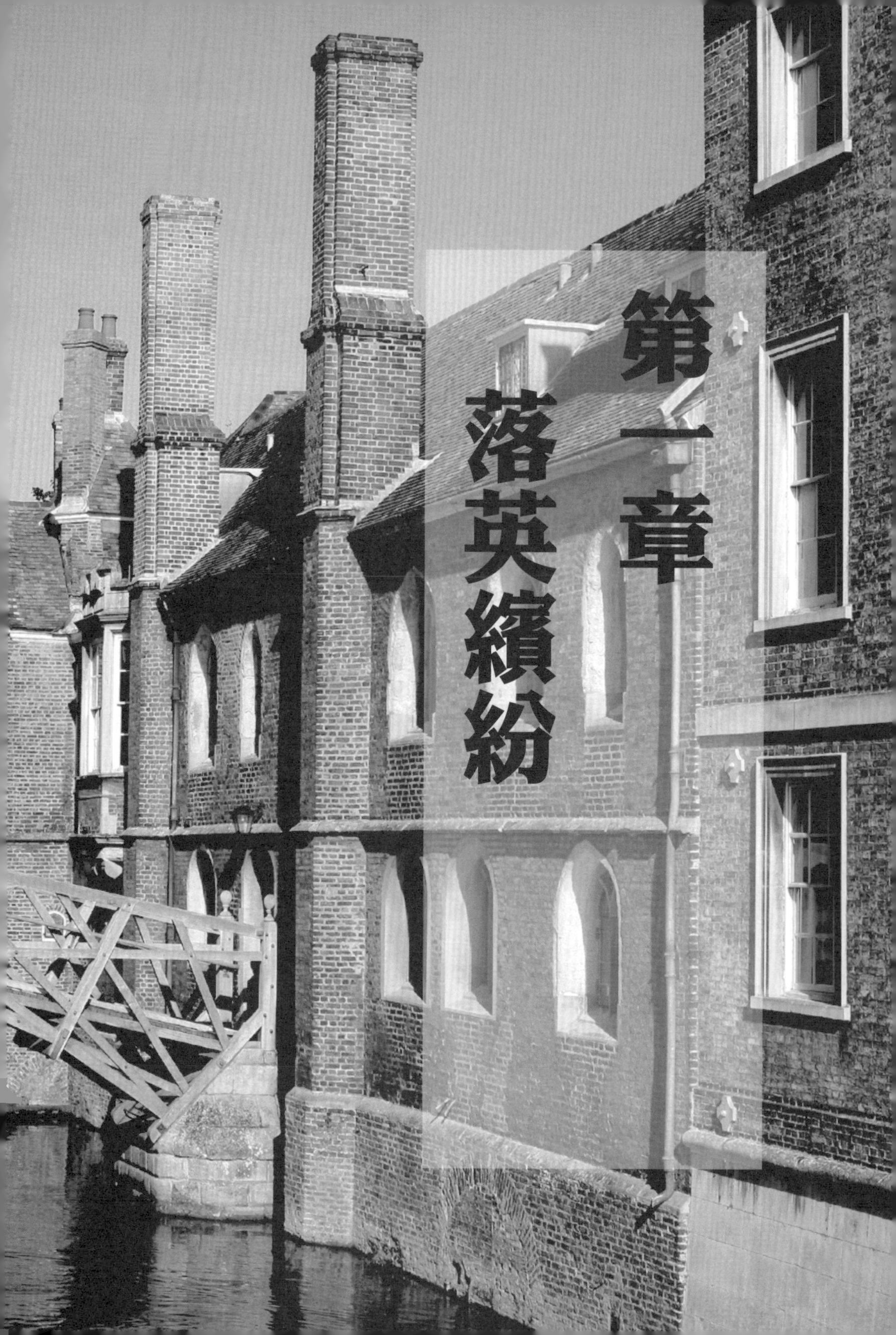

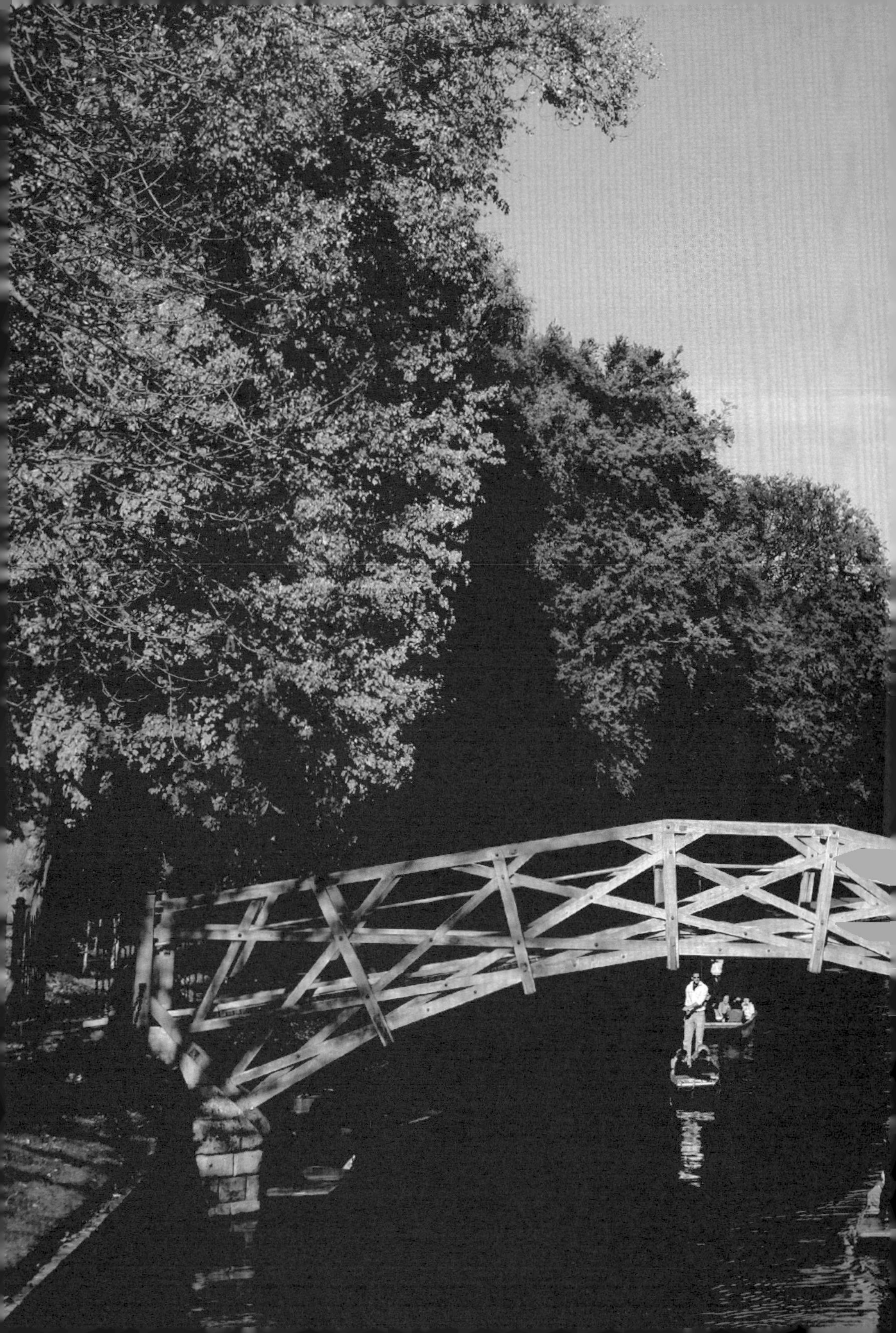

實際的夢想家

人可以有夢想，更可以當一個實際的夢想家，努力實踐，奮鬥不懈，讓夢想成真。全球疾病防疫專家牛津大學馬克哈里森教授說：「夢想一定要從實際出發，只有實際的態度能讓夢想成真，這也一向是我生活的態度。」未來世界將會面臨重大的改變與挑戰，人類只有從實際的角度著手，許多棘手的問題，才能迎刃而解。

他曾經想當一個隱士，一個人過日子。

從小到現在，還沒有完全克服這樣的想法。討厭當焦點，不喜歡名氣，不希望被注目，也不喜歡被奉承。但是當他踏入牛津，逐漸有了名氣之後，大家注意到他。學生時還好，但兩年之後，開始得學術獎，參加計劃，慢慢地位變得比較特殊。馬克教授之所以與大家分享交換意見，是因爲看到世界的某些情況，希望與大家交流想法。

馬克教授不斷對大環境的問題進行深入探討，一方面因爲他長期對人類疫病史研究所累積豐厚的成果，另一方面，也是他藉由專業的敏感度回顧個人成長與社會發展歷程之後，對比於今日，發現數十年來人類生活形態的轉變導致今日所面臨後果的相互關聯。

歷經社區型態轉變

60年代 無隔閡、守望相助鄉村社區

我在60年代出生於一個英國的小鄉村。那時英國社會經歷過大變動，二次大戰把許多地方社區都摧毀了，當時大家都想跟家人住得近一點，不太願意搬離家到遠地工作。鄰居們大多彼此相識，有時一個家族在同社區定居幾百年甚至幾千年，所以大家不只認識，還知道彼此的家族歷史，這樣的生活也許有點封閉，但從另一方面來說，生活一致性很高，幾乎天天都見面，互相幫助。往來的人包括有親戚，外地的老朋友，是一種資源豐富並且具延展性的小社會，讓人感到力量和安全感。村內很少有陌生人來，很有歸屬感，並且有種被照顧的感覺，形成非常愉快的成長環境。我們總是自由地在田野玩耍，甚至走好幾英哩到另外一個村莊去，到處亂跑。

忙碌多彩的鄉村社區生活

鄉村童年生活多采多姿，生活在大自然裏，熟悉它的韻律。最好

60年代的社區，是一個資源豐富並且有延展性的小社會，給人許多力量和安全感，很有歸屬感，並且有種被照顧的感覺，形成非常愉快的成長環境。

玩的是每當季節交替，都會舉辦不同的節慶，有時是教會舉辦不同季節慶典；還有大家族各自的傳統節慶，因爲大家差不多都做同類的工作，工作告一段落就慶祝，每年都有收穫節之類的慶典。我很喜歡的活動是在秋天，大家結伴到森林裏採集蘑菇、野莓、堅果，然後忙著做果醬、醃果子、燻肉等等，最後把食物儲藏起來，這樣的鄉村社區生活是忙碌多彩的，我們也學到許多與大自然相關的生活知識，對村莊有很深的感情。現在想想，真是很好的童年！

物質匱乏卻充滿愛與安全感

小時候我們家很窮，甚至比其他家庭還窮，物質滿匱乏的，沒有熱水、沒有浴室，不過可能是因爲年紀小，沒有意識到什麼是窮，一直到青春期我都沒有感到因爲貧窮而被別人貼標籤。

當時窮到沒有熱水和浴室是比較特殊的；但我們也擁有許多別人所沒有的，例如我父母不像別人一樣常到酒吧去喝酒抽菸，所以他們有多餘的錢買書或是玩具給我，我反而比其他小朋友擁有更多玩具！我的童年是很幸運的，因爲我學習到許多與大自然相處的技巧，並且擁有充分的愛與安全感，許多家境很好的人反而缺乏這些。

生活在大自然，熟悉大自然的韻律，隨著季節交替舉辦不同的節慶，這樣的社區生活是忙碌多彩的，也學到大自然相關的生活知識，與村莊有很深的感情。

70年代　具歸屬感的城市社區消逝

在那個時代，城市沒有與大自然共存，但也有自己的社區，自己的歸屬感。許多工人家族長期住在同一區，甚至超過一百、一百五十年，互相熟知對方在做甚麼。比起鄉下，城市的鄰居住得更近，甚至就住在隔壁，很清楚彼此的作息；雖然犯罪率較高，但和現今社會相比，還是差得遠了！當時的社會，兒童可以自由在街上玩耍，即便路人都會幫忙照看，有強烈的社區共同感，不像現在的城市感覺很疏離。

可惜這樣的城市社區在60年代後期就慢慢瓦解了。當時的城市設計師有一些烏托邦的想法，想要幫這些工人階級的家庭設計出比較好的生活環境；即使有些人根本不想搬家，也強行把一些社區聚落房舍拆掉，蓋起國宅大樓。

大型的國宅　消失的社區認同感

這些設計師想替工人設計花園和他們自認爲很好的大樓住宅，然而很多人不想離開他們熟悉的社區環境。雖然新大樓的確有比較多設施，但公共交際場所規畫不多，經過幾年下來發現，大型的國宅建築成效很不好。原本的鄰居被拆散，隔壁不是以前認識的人；住在大樓裏，每天早上出門時不會與鄰居見面，大家變得彼此不相熟。雖然在大樓裏每個家庭住得更近了，但實際上並無法促進居民對社區的向心力。

公衆交際場所變得很沒有人情味，沒有靈魂。公共設施沒有親切感，不是站在使用者的立場設計的。大樓的設計傾向於隔離，居民彼此無法融合；還容易形成犯罪空間：諸如黑暗的長廊、隱蔽的走道，讓人容易藏身其中搶劫等等，設計本身有許多的問題。當時的建材是用便宜的水泥蓋的，新設施很快就發生問題；相形之下，以前工人階級的老房子雖然設備不好，反而比較耐久。自60年底到70年初時，這個階段最重要的破壞不是房舍等硬體設備，而是城市裏的社區認同感完全消失了。

80年代　新興城鎮　陌生的鄰人
新興小城鎮的掘起

80年代則是到處都看到大規模興建便宜又醜陋的住宅，連我家鄉村的外緣都有；這些建設只是爲了容納大批要到城市工作的通勤族。這些變化快得大約就在五年之內發生。

當時經濟不景氣，地方經濟衰退，而且無法與外地企業競爭，在比較早工業化的歐洲、美國也都出現相同的情形，所有國家都經歷這樣的變化，只是步調些微不同，人們被迫離家出外找工作，許多傳統社區因此瓦解。多數人去大城市找工作，但又不想住在城市裏，

城市裏的社區認同感完全消失了，住在大樓裏，變得很沒有人情味，沒有靈魂。大家彼此不相熟，雖然每個家庭住得更近，但無法促進居民對社區的向心力，還容易形成犯罪空間。

因此人們就會盡量搬到城市附近的小鎮，然後通勤；如此一來，導致鄉村房產成本升高。我小時候住的鄉鎮，歷史悠久風景好，離市區也不遠，變成高薪通勤族理想的居住地。許多當地年輕人反而都買不起老家附近的房子了；於是，只好搬去另一個新興城鎮，或是專門爲通勤設計的便宜小鎮，而與原生社區分離。

同時，因爲社區在改變，雖然原本住在那裏的家庭還是彼此認識，但多數新住民都互不相識，陌生人變多了，大家也開始不願意讓孩童在外面獨自玩耍。到了80年代，因爲地價、房價和物價都在上漲，必須夫妻一起出外工作才能支付所有生活費用，因此白天時間通常沒有人在家。加上這時汽車已經很普遍，公路也大都鋪設起來，公路上很危險。此時人們對環境安全的態度轉變很大。原本我小時候常常自己走過一個個田野去玩，但此時人們大多互不相識，會感到害怕，所以變得不願意讓孩子到處走動。

小改變匯聚成大轉變

對於社會轉變，我最早的記憶應該從是父母和老一輩的

許多當地年輕人反而買不起老家附近的房子，只好搬去另一個新興城鎮，或是專門為通勤設計的便宜小鎮，而與原生社區分離。

80年代發展出不同以往的秩序，鄉鎮傳統業漸漸凋零，無法與便宜的工業競爭，人們被迫因為工作而常常搬家。一連串小改變匯聚成新經濟生活模式大轉變，不只影響了地區、國家，甚至影響了全世界。

人口中得知，他們總是會提到世界在改變。這些改變其實是漸進的，從日常瑣碎的事情發生，一開始感覺不出來，但事後想起來卻又與整個潮流改變有關。例如走在路上忽然見到嬉皮、服飾搭配不一樣，流行音樂開始改變、出現搖滾樂手。毒品在鄉下比較少見，直到我十四五歲時都沒有見過或聽過人吸毒。

其實剛開始也沒有太大的問題，但是一連串小改變慢慢匯聚成80年代的新經濟生活模式大轉變，不只影響了地區、國家，甚至影響了全世界。新的經濟秩序開始運轉，起初是50年代與60年代的舊工業技術慢慢凋零；到了80年代初期，人們忽然發現社會發展出不同以往的秩序：男人不再到附近的工廠或礦場一輩子從事與父親相同的事業，越來越多人離家到外地工作，每次只簽約做個幾年，包括鄉下，尤其是在小鄉鎮，傳統工業漸漸凋零，無法與外界便宜的工業競爭，人們漸漸被迫因爲工作關係而需要常常搬家。這些轉變逐漸發生，慢慢增多，直到80年代大家才驚覺全國都有這種現象。

文化改變，舊日價值觀消失

80年代，傳統工藝變成有錢人的市場，手工製品非常昂貴，幾乎都是爲了有錢人而專門製造的。比如說家俱，當地居民除非有技術懂

80年代，年輕人離家找工作，不學習技術，讓工藝技術產生斷層；手工製品變得非常昂貴，幾乎是為了有錢人而製造的。

得如何自己做，否則只能依賴工廠大量製造的成品。傳統工業凋零使得年輕人離家找到不同的工作，那些新工作都不需要學習技術，所以就產生斷層了。同時因爲大量製造又有便宜勞工，工廠的產品確實比較便宜，符合年輕人的需求。比較起以前地域性較強，擁有較多社會網絡的舊世代生活而言，新的消費型態與通勤族的生活方式，可以說是一種文化改變；這不僅改變了舊世代生活方式，一些舊的價值觀，諸如對品質的講究，或是社區認同，幾乎是直接消失。

社會價值觀改變

速食文化生活形態

此時從美國傳入許多新文化，幾乎是專門爲新興通勤上班族而設的：人手一車、大量的通勤生活、不太認識的鄰居。由於這一世代逐漸被灌輸時間的重要性與壓迫性，大家開始吃速食，甚至根本不想自己煮東西或是親手做東西—因爲沒時間！逐漸的，人們開始尋找快速的解決方式：以前親手做東西，但是現在喜歡用買的；以往需要縫補的衣服大多直接被丟掉而買新的；人們不想自己做菜而會去超市買便宜熟食或是外帶。

這些行爲確實很省時間，但也讓整個社會經濟型態逐漸導致一種

新的消費型態與通勤族的生活方式，可以說是一種文化改變；不僅改變了舊世代生活方式，還有舊的價值觀，諸如對品質的講究，或是社區認同，幾乎是直接消失。

「棄物文化」。現代人在物品不用時就把它丟了！這是很值得思考的現象。在過去的社會，如果把舊的物品丟掉並買新的，是件很奢侈的行爲；但現在的人們卻被困在這樣的生活模式，花錢做出奢侈行爲反而覺得比較划算。

所有因素加起來，慢慢侵蝕了舊的社區文化，從都市開始，慢慢也影響到鄉村。雖然直到現在還是有一些社區保留下來，有些人努力去重建社區價值，但80年代因生活改變而導致的破壞實在很大，不管是在工業區還是鄉村都一樣。除非人們開始反思自己所採取的不可持續生活模式，否則很難改變。

政府基層服務意識的消失

80年代，我高中畢業後沒有直接升大學，想找份工作，我騎腳踏車走遍了一個個鄉村、城鎮，但鄉下幾乎完全沒有工作機會。畢業後兩年我先工作，起初是當建築工、園丁等，後來找到地方政府機關接受訓練當文秘。一般文秘受訓之後是爲了接管負責地方政府工作的，也因爲這個經驗，讓我親眼目睹這時期行政機關的改變。

這一世代逐漸被灌輸時間的重要性與壓迫性，整個社會經濟型態逐漸導致一種「棄物文化」。

80年代因生活改變而導致的破壞很大，無論在工業區還是鄉村都一樣。除非人們開始反思自己所採取的不可持續生活模式，否則很難改變。

二次大戰之後，兩黨的共識是以提供人民安全保障爲優先。若有人生病受傷而無法工作，都可以與當地政府代表連絡，生活仍會有保障，社會大眾普遍感受到政府的照顧，地方和國家都提供保障，犯罪率也很少，治安不錯。

在我出生時，城市依然保有很強的社區文化；同樣的，大家普遍認爲政府會照顧每個民眾。當時許多公共服務業尚未企業化，需要幫助時大家都知道要去哪個單位申請；水電供給還是國營的，雖然難免有許多國營企業的弊端，但基本上人民相信他們不會被國家剝削，即使付水電费，大家也覺得這些錢最後是屬於國家的，最終會對人民有好處。當時的政黨，不管是保守黨或勞工黨，都是以提供人民服務與安全爲優先。

在地方政府工作時，我看到一個重要價値觀—爲公眾服務的風氣，正在消失。其實在80年代初期，政府還保留一些服務道德，但社會變化太快，地方政府被施壓要爲中央政府省錢，讓政府不用增加太多稅金。解決方式，就是以合約委託私人公司來包辦以往地方政府的服務，包括雇用人收垃圾等等。以往地方政府人員直接幫人民做的許多服務，但是到80年代後期，人們會自組清潔隊並與地方政府簽約一年，直到第二年再換另一組人。可想而知，很多清潔人員因此缺乏服務道德，自己反而亂丟垃圾等等。

在80年之前英國鐵路還是國家經營的時候，許多工作人員態度是以不禮貌著名，可能因爲吃公家飯，這些地方並不會以消費者服務至上；從另一方面來說，雖然態度不好，但他們的品質管控仍然值得信賴。即使薪水比較少，許多人仍願意爲公家機關做事，因爲他們覺得爲政府做事有榮譽感；當時許多公家機關人員都是如此，感覺自己爲社區工作很有尊嚴。

這樣的風氣在80年代開始消失，公職逐漸不被重視，爲民眾服務的風氣已經沒有了，這種風氣轉變也是剛才說的大環境轉變的一環，世界各地也都發生類似情形，直到最近這幾年才回轉。我們現在看到的可能又是另外一個極端，政府開始提高公職人員的薪水，並有許多措施來配合提高公職人員的士氣，加上經濟不景氣，大家比較願意重新擔任公職；即使如此，現在對公職的認同感也不像以往一樣高。

進入大學生活

80年代上大學時，我做了與老家環境很不同的特殊選擇，到一個滿大的後工業城市，布萊德佛(Bradford)去念書。這城市以前曾被稱爲古羊毛紡織城，從十九世紀開始就以羊毛紡織工業爲中心，但羊毛工業在60、70年代垮掉，造成許多人失業，導致整個城市的文化變調。城市有一大部分是亞洲區，包括60年代時大量的被遷移來工廠的南亞工人，和許多非洲與巴基斯坦人住在那裏，整個文化多元性是我以前從来沒有體驗過的。因此，我覺得這個城市特別有趣。

一個重要價值觀—為公眾服務的風氣，正在消失。現在對公職的認同感不像以往一樣高。

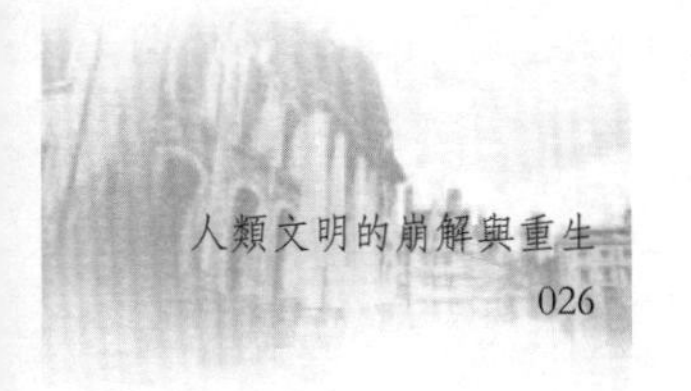

布萊德佛在約克夏，距離里茲(Leeds)只有半小時車程。雖然是個過氣的工業城，但許多老建築仍被保留下來，周遭有山嶺圍繞，有非常美的鄉村景色；常常颳起的大風，原本黃色石灰岩的建築，被工業所排出的煙燻得黑黑的，有種古城殘跡的味道，奇妙的讓我有家的感覺，很具吸引力。

現在想起來，到牛津念書之前先到這個城市上大學，對我而言是件好事，否則牛津的生活文化對像我這樣的鄉村青年而言會很生疏，我會爲忽然身處於不同階層背景的同學之中而不知所措。布萊德佛讓我溫和地步入不同的社會環境，比較容易適應牛津文化。同時，因爲我上大學之前先工作過，所以對知識及各種學習感到非常渴求，所有的機會都不放過，對學習活動都盡量參與，希望能彌補之前浪費的時光，好好利用大學生活，我參加學校正式舉辦的活動，也參加同學之間非正式的活動。

非正式活動是指哪些呢？我們幾個同學常會半夜聊天，討論不同話題，直到半夜兩點多都還停不下來。我第一年開始擔任學生記者，第二年擔任學生雜誌編輯。我們這群人對這些非正式活動都很認真看待。

現在的學生和我們當時已經很不一樣了。那時的學生會積極參與不同的活動，像我們這樣的還不算是少數。參與學生雜誌占用掉我很多時間，爲了彌補耗用的時間我得到圖書館去唸書；所以相對的，必須犧牲一些社交生活，或是延後回家。我們的雜誌有新聞專欄，包括地方與國際新聞，以及地方政治討論區。政治討論在當時是很有趣的話題，因爲伊斯蘭教激進派剛開始在英國活動，而布萊德佛是英國第一個有伊斯蘭激進黨派的地方，因此有機會觀察種族政治。雜誌還有些專欄報導學生感興趣的事情，像是新聞揭露、壞房東報導等等。我常在市區到處逛逛，用記者的眼光尋找哪些事情值得報導；我們一組兩人，另一個人專門負責照像。雜誌最後也有娛樂版，我們會報導一些表演或是電影消息與回顧，真的很有趣。我們當時還得到英國衛報的學生媒體獎，我們是第二名，第一名是牛津大學，那是因爲他們擁有比較多的資源。在我大學最後一年時，決定了以後的路，當個學者而不是記者，因此將雜誌先放下，全心投入學業。

我非常熱愛並珍惜參與這本雜誌從頭到尾的經歷，這段時間認識了許多有趣、有想法的人，對於政治與社會的多面向觀察，我跟他們學習到很多。我來到牛津之後，雖然是個很不同的環境，但我仍維持這樣的態度，盡量讓自己參與並認識不同的人，保持活躍。

我認真的利用了每分大學時光，這是與兒時截然不同的經驗。因爲離開了熟悉的生長環境，反而讓我可以用另一個角度更瞭解家鄉，我相信我因新環境的刺激而得到動力，並且擁有空間與時間發展出自我。當然還有許多的因素，包括每個成長階段不同，對自我瞭解也不同；以及不能浪費生命的覺悟。这使我開始可以抽象思考，理解爲什麼社區會發生變化。

對孩子的教育觀

一件事物的價值就在於它的本身，這幾乎可以說是生活的靈性教育。讓孩子知道好好做一件事是種自我責任，因爲我們被宇宙賦予機會與空間，將個人的創造力發揮出來；另一方面，也應讓孩子知道哪些事情即使是合法也不該做，因爲會對不起自己的良心，容易失去自我。我祖父以前常告誡我說：「孩子，你長大後，不管做什麼工作，千萬不要去當推銷員！」因爲那個年代認爲，推銷員要說些不實際的話來達到銷售目地，有點像是在騙人。

現代父母大都希望自己孩子表現傑出，比同儕優秀，因此也常給孩子壓力。我自己身爲父親，瞭解這是很難平衡的一件事，但我滿堅持這一點，我的孩子每做一件事我都希望他好好去做，而不是爲了讓自己有所表現而做。

在東方，許多父母因爲忙碌，上學之外還把孩子送去不同的才藝班，上音樂、英文、心算、繪畫等課程，也許孩子其實不討厭這些課，但不一定每項都能做得好。不過話說回來，在英國，一些上層社會的孩子在上幼稚園時，父母就開始考慮安排孩子學習各種才藝課程，像是戲劇或外語。父母希望多提供孩子一些教育機會，卻又擔心自己在剝奪孩子的空間，讓他們的生活被不同的課業所塡滿。於是過

離開了熟悉的生長環境，反而可以用另一個角度更來瞭解家鄉，開始可以抽象思考，理解為什麼社區會發生變化。

忙的孩子們漸漸就被培養出「應付」不同要求的態度，忙於在期限內趕工把功課交出來；事實上，如果不給予孩子足夠的個人學習時間，他們要真正表現出自己的長才是很困難的。

假如一個孩子被加以過多的要求，他們只好敷衍、應付，並且壓力會很大，無法享受到參與的過程與樂趣。對父母而言，在規範要求與給予機會之間，總是很難找到完美的平衡點，父母會把孩子推向自己希望他走的方向。像我就希望孩子多學習不同語言、文化，並對文學與哲學感興趣，而不只是去找個工作，做個銀行家等等，因此我就會朝這個方向來引導：試著讓孩子瞭解到，有機會學習是一件很美好的事，不是爲了要達到什麼賺錢目地。

學習語言是打開不同文化的鑰匙

學習不同語言是瞭解不同文化的開始，並不是因爲學外語能讓人到外國多賺錢。若我們讓孩子學外語時能瞭解到這一點，並知道學習另一種語言其實也等於學習另一個文化的哲學及價值等等，有這樣的想法，孩子就比較不會感覺到學外語是一種賺錢或表現的工具。我的確是很重視教育，但比較相信學習本身的重要性，而不是未來能夠帶來經濟上的回饋。

事物的價值就在於它本身，讓孩子知道好好做一件事是種自我責任，我們是被賦予機會，將創造力發揮出來；也讓孩子知道哪些事情即使是合法也不該做，因為會對不起良心，容易失去自我。

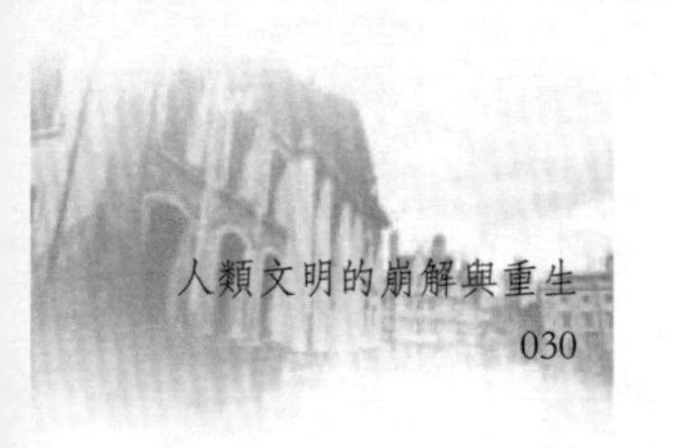

實際夢想家的心路歷程

我從小生長在鄉村社區，社區的每件事，都深深讓我感覺到對人、對地的歸屬感，並教育我無論做什麼事都要好好完成，讓我學習到品質的重要性。生活中的每個細節，與環境的交錯，形成了我對這個世界的價值觀，也因此讓我對靈性採取更開放的態度。

我相信人本身的價值與創作的重要性，創作是人的道德責任。我尊敬所有物質，生物與非生物，都有它的神聖性；即使是一個物品，因爲作者將他的心與精神，透由創作而灌入其中，讓人想要好好保存。我祖父是個教堂看守者，在他的時代，人們以宗教方式來表達這些精神，大家都將精神與信仰放入實際生活中，讓我瞭解信念與行動兩者共同配合的重要性。他們那一輩的教育形成我小時候一半的價值體系，另一半則是我由生活經驗學習，所有與大自然韻律的互動、人與人的相處，或是每天重複的家務與工作，都含有一種靈性內涵，只是偶爾被正式的儀式或活動所表現在外。我真心相信所有的事物都互相有關連，所有人的生活方式，即使不上教堂的人也是，大家深深連結在一起。

每做一件事我都希望孩子好好去做，而不是為了讓自己有所表現而做；有機會學習就是一件很美好的事，不是為了要達到賺錢目地。

相信傳統的價值與態度

我小時候，周遭的人都採取保守主義，從不同的面相表現出來，有的人在文化上保守，有的人是希望留存社區價值的那種保守。有個著名的說法提到：英國不同階層的人爲了表現與其他團體不同，採取不同的保守主義。上層階級的保守主義是金錢上的保護，中下階級的保守主義則是對價值與意義的保護。想想的確有些真實性。

我相信一些傳統的價值與態度，比如一個人應對自己從事的工作感到負責與驕傲，人與生物基本的相互尊敬等等，這些元素在以往的社區都存在過，並應該被保存下來。所有我曾經驗過的，那樣的社會已經不存在了，但它的價值還在。我們現在遇到的困難，是如何替這些價值找到置身之處，如何在社會替它們發言，這不是件容易的事，好幾年來，我感覺像失根漂流在世界裏，也許很多人有與我相同的感受。

抓住價值

不是抓住過去，而是抓住價值。要如何讓價值恢復？這是目前社會遇到的大挑戰。我覺得這些價值很重要：社區

尊敬所有物質，生物與非生物，都有它的神聖性；即使是一個物品，也是因為一個人將他的心與精神，透由創作而灌入其中，讓人想要好好保存。

人應對自己從事的工作感到負責與驕傲，與萬物有基本的尊敬，這些元素在以往的社區都存在過，並應該被保存下來。一個社區的價值觀，一種以愛為本質來做事，及人與人相處的態度，很重要。

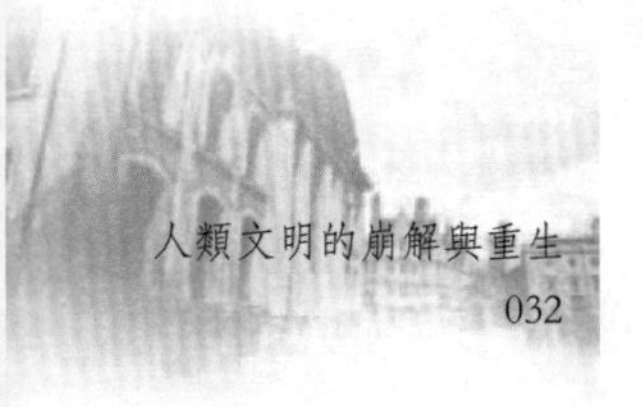

的價值觀，以愛為本質來做事，及人與人相處的態度。

我相信多數人都希望生活在這樣的價值體系裏，當年輕人提到社區與生態，提到幸福指數，都覺得這樣的生活是他們喜歡也想要的。不過，大多數人都沒有真正體驗過，生活在其中的感受是什麼。但假如大家一直都生活在城市，熟悉的全是網路世界，就比較難去體會或想像該如何過田園鄉村、天天與人面對面的生活。

創立有價值感的網路社區

我想建立不一樣的社區網絡，創新或保有不同價值。各種價值平衡共存，可以是網路社區，集合世界各地有相同想法的人；可以是地方性社區，讓人與人住在一起、工作在一起。社區有許多種，我認為形成不同的社區網絡是個很可行的。彼此互相支持，一起走過這世界即將面臨的挑戰。

我們可以有全球性社區，以及許多地方性社區，重點是，社區不只是一種實體的建築或人群，為了存在而存在；它是個保存的場所，讓一些值得保留的智慧與人留下來。每個社區都可以有它獨特性，每個不同的社區讓整體更加豐富，當我們彼此相互支持，才能真正鼓勵大家轉變生活，真正體會身為人類的美與好。

不同社區可以保有不同價值，也可以創新，集合世界各地有相同想法的人，形成不同的社區網絡，讓值得保留的智慧與人留下來。

我是個夢想家，而且是個很實際的夢想家。這也是我從小被教導的生活態度，一定要從實際出發，這也一向是我生活的態度，只有實際的態度能讓夢想成真。

每個社區都可以有獨特性，不同的社區讓整體更加豐富，當我們相互支持，才能真正鼓勵大家轉變生活，真正體會身為人類的美與好。

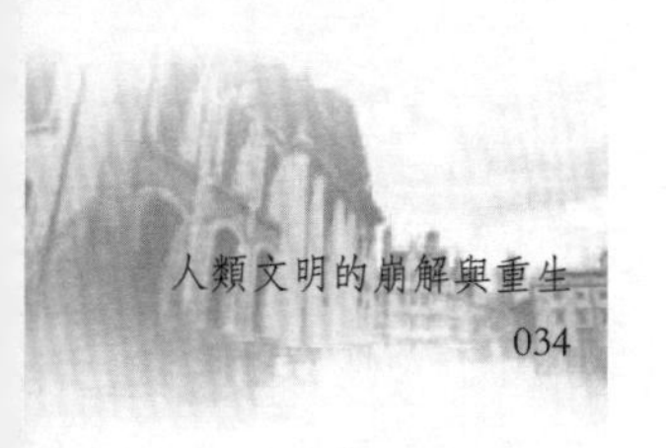

社區崩解的副作用

當社會所有活動只圍繞經濟成長打轉，就會產生負面影響。傳統社區崩解所帶來巨大的衝擊，讓過去樸實美好的人文價值大幅消失；當今倫理失常、社會動盪、價值觀混亂、加上網路的濫用誤導，這些問題都需要被重整。

世界新經濟文化的興起，使得各地傳統社區逐漸瓦解，雖說經濟模式改變舊有文化，但不可否認，這種生活模式也讓整個世界的經濟起飛，改善許多人的生活，從經濟型態開始轉變的二十年來，社會整體有大幅的改變。

基本上，經濟發展對於一國環境基礎設施的改善是絕對必要的。可惜，當發展過頭的時候，人們往往忘記當初經濟發展的初衷是爲了改善生活品質；所以當社會所有活動只圍繞經濟成長打轉，就會產生負面影響。馬克哈里森教授認爲，傳統社區崩解所帶來巨大的衝擊，導致過去樸實美好的人文價值正一點一滴地消失中。他回顧英國過去這二十年，社會發展有走向變亂的趨勢。

社會秩序變亂

一般人變得比較沒有耐性，比較容易發脾氣，社會也出現一些小型暴力事件。不只英國，許多西方國家，包括一些快速現代化的國家都逐漸發現這類情形，問題漸漸累積超過二十年了，光看這幾年社會新聞的改變就可以瞭解。最糟糕的還不是新聞報的大頭條，而是社會上累積的許多小問題，我們常聽到周遭有類似的小事件，這些並不全是嚴重的犯罪，而是一些行爲上的問題。比如說孩童及青少年的喧囂、噪音及無序，讓周遭所有人，包括老人和殘障者的生活產生不便之處；有些年輕人甚至讓周遭的人們生活得很痛苦，完全不尊重別人，尤其是對當權者及長者幾乎不尊敬。看到這樣的現象實在讓人很難過，這就是一種社區關係瓦解的一個徵兆。這種現象的原因，一方面是過去五十年來傳統社區價值的崩解，大家都不太認識自己的鄰居；另一方面是現代社會讓人越來越傾向物質主義及個人主義，越來越自私，人們變的比較衝動和具有攻擊性。

許多國家都出現這些現象了。以印度來說，二十年前的印度，一個人晚上在加爾各答或德里等大城市的街道漫步依然很安全，現在我就不敢這麼做了。在英國一些大城市，除了喧鬧失序之外，還有一些幫派與毒品問題；有時在倫敦或是曼徹斯特等超級大城市，我們常可以看到幫派年輕人打群架，嚴重程度是前所未見的。這是很複雜的社會問題，尤其是美國的槍枝文化更加重這種狀況。其實幫

現代社會讓人越來越傾向物質主義及個人主義，越來越自私，人們變得衝動和具攻擊性。而幫派文化產生，表示年輕人有這樣的社會需求，參加幫派是因為家庭失去功能，沒有父親或家長忙碌沒空，於是幫派就成了他們的家。

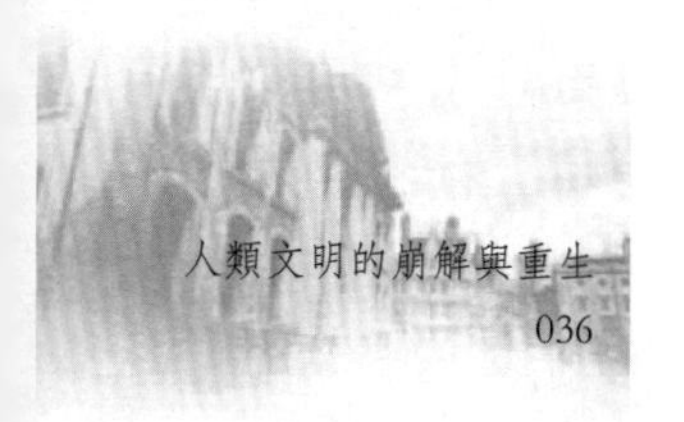

派文化會產生，表示年輕人有這樣的社會需求；許多人參加幫派是因爲家庭失去功能，沒有父親或家長忙碌沒空理會等等，於是幫派就成了他們的家。我只是舉了幫派這個例子，但其實社會出現的問題非常多，深入來看，就好像是社會的隱形病，表面病徵就是各種小型的社會亂象，大家失去了人與人彼此照顧的的責任與感情。看看現在一般人對待彼此的態度，跟二十年前差別很多；現在大家比較不照顧老人，這真是社會一個很大的失敗。

其實在四十年前的英國人都和家人住一起，送父母到養老院是很不尋常的。可是現在，假如老年人無法照顧自己，就會被家人送去養老院照顧，幾乎都是這樣，人到了一定的年紀也覺得自己會被送去養老院。其中一個原因，是因爲社會經濟模式讓人得到處搬家找工作，年輕人無法住在老家附近，不能就近照顧；另一種情形是，即使住得不遠，年輕人卻不想負起照顧的責任，因爲年輕人想把自己的錢花在別的地方，這就是一種自私。

現在人不願照顧老人，真是社會很大的失敗。年輕人不想負起照顧的責任，因為年輕人想把自己的錢花在別的地方，這就是一種自私。

現代社會賦予「年輕」和「名氣」很高的價值，卻不重視經驗得來的「智慧」，年齡所帶來的附加價值不被社會重視。年輕人所謂的尊敬，其實含有羨慕、忌妒、恐懼。

不尊重老人　崇拜年輕與權力

再者，社會對年輕與外表的重視，及對名人的崇拜，更強化了這種現象。也就是說，現代社會賦予「年輕」和「名氣」很高的價值，卻不重視經驗得來的「智慧」，這是很不自然的；許多文明都視古老智慧爲珍寶，現代社會卻往往反其道而行。要判斷一個國家對智慧重不重視，只要看他們領導層的年齡資歷就知道了。以英國前三任總理，或美國前三任總統的平均年齡爲例，再對比二十年前領導的年齡，發現在以前如果四十幾歲就當上總統是令人無法想像的。現在呢？超過五十歲還想出來參選可能才令人無法想像。還有，就算一個人很有智慧，但是他不上相，可能也當選不了首相，這種文化不久就會影響全世界。這一切都顯示，年齡所帶來的附加價值不被社會重視。

從「尊重」看出很深層的社會轉變問題

在英國和美國，現代年輕人所謂的尊敬，其實含有羨慕與忌妒；當年輕人說他尊敬誰的時候，通常對方不是很有錢就是很有權力，這其實是羨慕和恐懼，不是真的尊敬。社會問題通常都互爲因果、錯綜複雜，要解決任何一個小問題，都要花漫長的時間；一個系統的崩解，剛開始都慢慢發生，通常都不會被察覺，當忽然發現問題所在時，就已經太遲了。一個文明崩解只需要短短幾年，但要讓一個文明進步，往往需要三到四倍的時間。

發現並解決社會問題之道

每個人都可以列出一長串的社會問題，但是困難在於去認清問題的本質。到底發生了什麼事，讓這個社會發生這樣多的亂象？除非我們看清楚真正的問題出在哪裡，否則無論用什麼方法解決，都不會有太大效果，治標不治本。拿疾病來比喻好了，有時候我們下強藥來治一種症狀，卻同時產生許多副作用。

英國及大部分西方社會，通常四五年舉辦一次選舉，這種選舉結構其實很難讓政治人物進行任何社會改變；爲了選票，政客都希望找到短期快速的解決方式。不過重點其實在人民的態度，必須學習參與配合，不能光列個清單給政府單位，跟他們說：「這些是我們社會的問題，你要來替我們解決。」我們必須試著自己解決一些問題，學習與政府合作。

對真實生活產生不實際的期待

這些全球性的問題，和科技發達有很密切的關係。從前

除非我們看清楚真正的問題出在哪裡，否則無論用什麼方法解決，都不會有太大效果，治標不治本。我們必須試著自己解決一些問題，學習與政府合作。

科技可以提升人類生活的發展，但是也會對社會產生破壞。網路不僅增強物質主義，還會讓人上癮。最終，灌輸人們不真實的生活印象，模糊事實與謠言的界線，讓人與人的關係產生不實際的期待。

大家連絡朋友的方式，可能是親自拜訪，或是寫寫信，但現在因爲科技進步，只要隨手打個電話，或甚至寫封電郵就可以了，比較不會產生真正的感情。所以科技可以提升人類生活的發展，但也會對社會產生破壞。

再者網路問題雖是一個病徵，但同時也可成爲治病的工具。目前網路產生許多問題，比如人們花許多時間在網路虛擬社群，只是讓人更加與身處的環境隔離；某些人平日的嗜好就是網購，不僅花光存款，還欠了一大筆債；甚至有人上網賭博，這真是個大問題！網路不僅增強物質主義，還會讓人上癮。最終，網路會灌輸人們不真實的生活印象，讓人與人的關係產生不實際的期待。

難以分辨的網路資訊

假如一個人整天都掛在網上，生活在網路世界裏，久而久之他們會誤認爲人與人互動的關係就是這樣。我指的不只是戀愛情侶的關係，而是各種各樣人際關係，網路提供的人際印象，讓人對周遭人的行爲產生不真實的期待；於是人們開始以這種期待要求自己周遭真實的人，而不是用面對面的方式慢慢去瞭解一個人。另一個問題是，網路資訊會模糊一個人對事實與謠言的界線，除非受過訓練，否則要分

城市需提供大量的飲食，食物必須由外地運送到城市裏，人到都市飲食習慣和口味都會改變，會想要吃精緻飲食、多吃肉，導致密集養殖工業的興起，這樣的城鄉發展不均會造成非常大的問題。

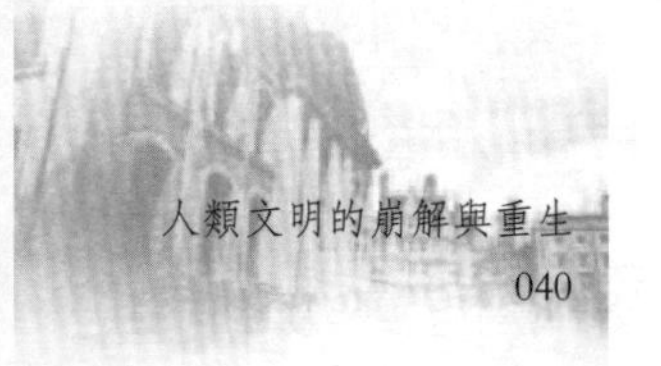

辨網路資訊是否正確是很困難的，尤其是對容易被煽動的青少年、孩童而言，在學到怎樣分析資訊之前，他們很容易去相信網路上的言論，無法分辨網路資訊的真實性，這是非常需要注意的。

網路讓社會生病了？

我不知道這算不算是一種疾病，但某方面來說的確是生病了，我不大喜歡用疾病來比喻社會問題，因爲若用醫學角度來解釋社會，很容易過度簡化事情。許多社會問題並不是由于心裡疾病所引起的，因爲個人還是有選擇權，有能力分辨是非善惡；任何事大家要先去想一想什麼是對錯，再做決定，我不願意忽略個人的選擇能力。三百年前的英國是用宗教來解釋所有問題，現代社會大家傾向用醫療語言，認爲社會問題是種疾病；但若如此斷言不是有病就是沒病，就變得非黑即白，畢竟社會問題很複雜，所有事情都是互爲因果的。剛剛所提的網路問題，我寧願解讀爲：對現實世界的誤解與不當認知。但我仍相信大部分錯誤是可以被改正的。

不顧一切拼命賺錢的犧牲實在太大了，快速城市化導致鄉下由小型農耕轉變為大型單一作物；當鄉下老人過世之後，所有的傳統消失，照顧土地的人消失，生活智慧也跟著消失，日子的顏色消逝，生命的意義都會不見。

人人向錢看　金錢觀的變化

鄉下生活的確是很苦，我可以瞭解人們想爭取比較舒服的日子，但從更宏觀的角度來看，不顧一切拼命賺錢的犧牲實在太大了。快速城市化的結果，導致鄉下的環境由小型農耕轉變為大型單一作物的耕地；當鄉下老人過世之後，所有的傳統消失，照顧土地的人消失，生活智慧也跟著消失，日子的顏色消逝，生命的意義都會不見。對於那些遠赴他鄉工作的年輕人，他們到都市後生活發生劇烈改變。你看，那麼多的外地人一下子聚集在城市，生活充滿了隔閡與各種犯罪；城市要如何提供這麼多人的飲食也是一個問題，食物必須由外地運送到城市裏。此外，一個人到了都市，他們的飲食習慣和口味都會改變，會想要吃精緻的飲食、多吃點肉，這就導致密集養殖工業的興起，這樣的城鄉發展不均會造成非常大的問題。

父母養成功利主義的下一代

許多快速發展中的國家都會面臨同樣的問題，大部分父母還會教導孩子努力去城市賺錢，鼓勵小孩與有錢人結婚，造成社會病態。我可以瞭解這些父母的觀點，畢竟終生靠天吃飯是很苦的，父母希望子女能過得更好，擁有他們沒有的。要改變他們的觀念，關鍵是要趕快

要改變觀念，關鍵是要趕快在鄉村建立一些示範社區，這些社區的生活將比他們目前的生活方式還要好，讓他們親眼看得到，摸得到，瞭解這樣是可行的。

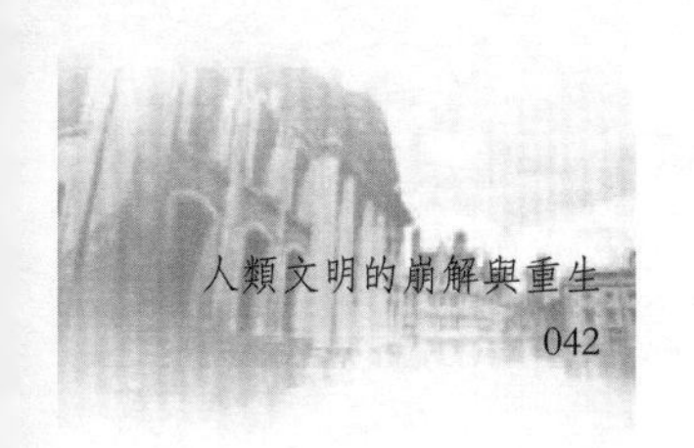

在鄉村建立一些示範社區，這些社區的生活將比他們目前的生活方式還要好，讓他們親眼看得到、摸得到，瞭解這樣是可行的。比如說，當地經濟要做得好，才能提供人民好一點的物質生活，同時提供一定品質的醫療與教育，並讓社區人民彼此互助、產生共同感，這些因素都是必備的。除非先做好這些事項，才能吸引人民住下來，否則大家還是會想到城市工作。人們不想留在鄉下，因爲生活太苦了，所以，建立社區詳盡規畫逐漸成長，不能讓鄉村停留在目前的樣子。

以中國爲例，在2008年之後，中國擴大內需，建設許多公路、鐵路、並在內地大力發展。因此，中國這兩年的農村其實發展得很快，沿海的打工青年也漸漸回到他們的家鄉，在新的企業找工作，如此貧富差距问题就被解決了。

重建社會價值觀

但有一點比較值得擔憂的是，年輕一代共同的價值觀就是金錢，有些學者認爲，西方的道德觀念是因爲有宗教在努力維持。但除了用宗教的方式之外，一般社會價值觀需要被重建。

幾千年來，許多文明都告誡人們，生命的價值不在於一個人所擁有的物質、或是金錢帶來的服務，然而拜金文化在現代社會反而更凸

例如中國儒家提到生而為人的價值及個人對社會的責任，教導人民道德教育有許多不同方式，引導年輕人瞭解如何與人相處、社區共同體的重要等美德。

顯。

其實不用宗教，還是可以用許多其他方式來教導人民。許多哲學家不提宗教，但他們倡導的哲學體系就包括了各種美德及付出自我，幾千年前的哲學家也都提倡這些觀念，在西方，古希臘哲學家就是一個例子；我相信有許多東方哲學家也倡導相同的觀念，如印度哲學家、或是中國儒家，都提到生而爲人的價值及個人對社會的責任。所以，教導人民道德教育、如何與人相處、社區共同體的重要性等美德，都是可以採用許多不同方式，相信這是可以做到的。

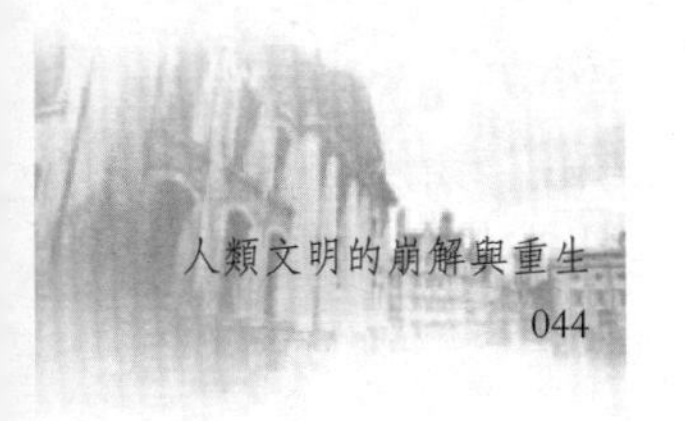

物質主義與世界貿易

人類因欲望而進化，卻不幸落入物質主義的陷阱；當世界貿易失去了助貧濟弱的精神，當貪婪、佔有、侵略崩解傳統社會價值，陷入失衡狀況，如何走過從資源過剩到資源不足的困境⋯⋯

現代生活大多豐饒，人類製造各式各樣的物品便利生活，但是生活空間同時也被物品所佔據，我們的社會似乎變成物質主義充斥的世界。

物慾充斥的社會

比起許多歷史上的時期，現代生活的確很豐饒，但是豐饒與物質主義有所不同。物質主義是物品崇拜，不講究實用性；是超過了一個人的需要，純粹只爲了擁有物品而去購買它。

人們買東西有許多不同理由，有時因爲需要，有時只是想擁有物品；當人們不是因爲需要而購買物品時，常常是因爲這些物品反應出

人們買東西有許多不同理由，有時因為需要，有時只是想擁有物品；物質主義底下就是不安全感，需要對某團體有歸屬感這兩種心態。

流行時尚及個人地位，希望自己屬於某個團體，怕自己落伍脫節，另外又希望比別人強，用物品來凸顯出自己的地位。

物質主義底下通常有這兩種心態，都是從同一個問題延伸的，就是不安全感，需要對某個團體有歸屬感。藉由所穿的衣服或是擁有的東西來找尋自我認同；雖然買東西的人以為是自己挑選品牌及創造自我形象，但其實這些形象通常都是被設計製造出來的。用購買來追尋自我認同，而不是從內心去尋找。以往物質生活缺乏的年代，人們從行為和想法找到自我認同，或遵守老一輩的要求及教誨；而現代社會價值觀變得物質導向，導致人們需要從外在尋找自我認同。

傳統社區崩解，缺乏歸屬感

原因來自人們在身處的環境中找不到歸屬感，同時沒有一個固定的精神世界觀來修正或引導大家來認知世界；能提供歸屬感的社區崩解，導致非物質主義的價值快速消逝，這兩個因素是一起發生的。

當傳統社區崩解，年輕人失去了親朋好友的長期引導及陪伴，這群孤單的年輕人到世界各地闖蕩時，他們第一個接觸到的世界通常就是物質世界，而人畢竟是社會動物，會找尋目標產生認同，這種情況下，很容易就去參加一些以商品來突顯角色地位的團體。這種需求其

找不到歸屬感，沒有固定的精神世界觀來修正或引導大家來認知世界，導致非物質主義的價值快速消逝。

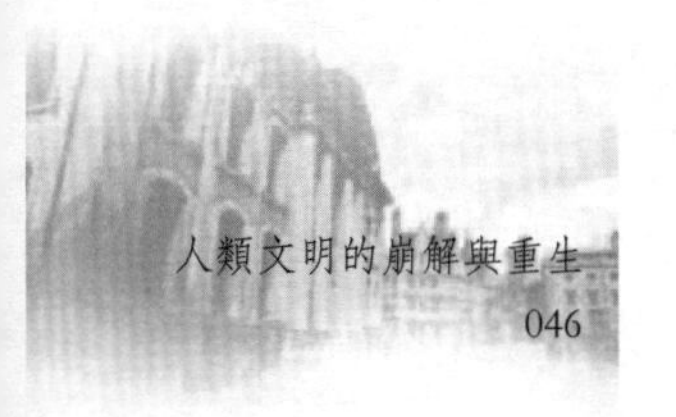

實是被設計出來的，教導人去擁有一些特定商品，同時引人走入一個崇拜娛樂界名人的膚淺世界觀，這種團體提供會員一些互動聊天的話題，因相同的消費行爲或崇拜而彼此認同。

人們都在找尋價值觀，尋求歸屬感

許多不同的例子，其實都在講同一件事：人們都在找尋價值觀，尋求歸屬感，但現代人很容易找錯地方。即使對生活感到失望，人們還是希望能找到一個他認同的價值，爲了尋求安全感，甚至會去選擇一個對自身有不好影響的團體，讓團體來控制他們，這是人性。人需要一個團體來做爲提供自己價值判斷的重要依據，可惜傳統社會許多根源現在都消失了，以至於人們不知如何是好，只好轉向物質世界來滿足自我認同。

訪談：同儕壓力與歸屬感

士培：英國在70年代開始產生同儕壓力，您覺得現代年輕人這種崇尚物質的文化與同儕壓力是不是有關係呢？

馬克教授：絕對有關係。同儕壓力在70年代之前就逐漸產生，但70年代之後發展越來越明顯，挾帶著崇尚物質的文化。追求認同感的同時，也會給

為了尋求安全感，甚至會去選擇一個對自身有不好影響的團體，讓團體來控制他們，這是人性。

其他人帶來很大的壓力，去試著符合大家的價值觀，這中間的運作有點複雜。

年輕人的特質之一就是喜歡有特色、定位清楚的團體，若團體提供特定價值觀，並有一套行為規則讓粉絲或會員去遵從，提供物質商品讓他們彼此認同，許多想加入團體的人就會設法擁有這些商品，讓自己的行為符合團體標準。值得注意的是，這樣的文化，在人們加入團體的同時，也代表他們在排擠行為不符標準的人；年輕人偏好分界明顯的團體，在屬於與不屬於之間關係總是很緊張的。

物質主義起因人性貪婪

雖然用貪婪來形容很容易，但有點把問題太過簡單化了。貪婪是形容詞不是解釋，你可以形容一個人很貪婪，因爲他對自身擁有的衣服、車子等等有無限的欲望；或是一個人很貪婪，因爲他有無止盡的食慾，這些都是在表述人們無法控制或幾乎強迫性的消費欲望，但這種形容詞無法說明爲什麼人們會這樣做。若要瞭解爲什麼會有這樣的情形發生，我們就得探究更深層的原因。其中一部分歸因於人性，但從另一方面來說，這也是人類演化的優勢。因爲欲望，人會去盡可能得到許多東西，也等於是在爲艱困時期儲存準備；貪婪也許是人類共

貪婪也許是人類共同的潛藏基因，但是在目前這種物質豐裕的文化，這種欲望對社會反而具有破壞性。

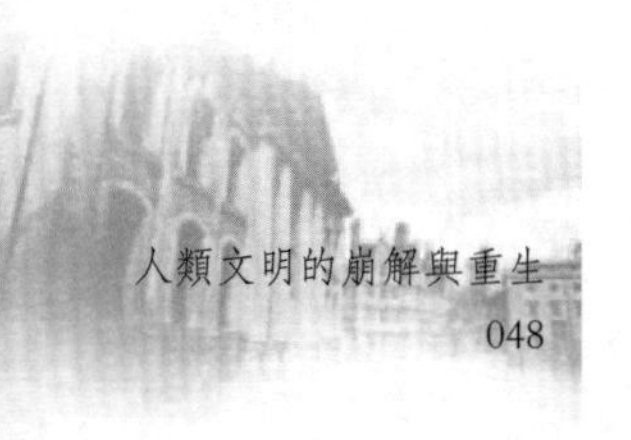

同的潛藏基因，但是在目前這種物質豐裕的文化，這種欲望對社會反而具有破壞性。

社會也有許多價值體系教導人們貪婪是不好的，鼓勵分享，並且提倡錢不是唯一的價值；我們的社會也有這種聲音，可惜這並不是主流；尤其在西方世界，甚至倡導貪婪是好的，要多賺取利益；這種倡導起先是與經濟發展一同並進的。起初人們被鼓勵接受或是忍受這種價值觀，但過了一段時間人們就習慣了，於是老一輩留來的智慧結晶，教導人們不要太重視物質，而要關注到人類精神文化的內在智慧，就被破壞殆盡了。

智慧的話語卻變成了教條

行動比口號有效得多，如果不實踐，人們很快就會看清這些教導是空洞的。年輕人如果看到身邊長輩自私的行爲，同時發現控制欲望似乎沒有什麼獎勵，就會加入主流的價值觀。

他們從電視學習、從各種廣告傳單學習、從網路或甚至是城市裡的大霓虹看板學習；最重要的是，年輕人是從觀察之中學習，如果別人公開炫耀財富並受到羨慕，他們也會想要，假使無法得到就容易忌妒別人。而且年輕人的歷練較少，容易變得想利用捷徑

最重要的是，年輕人是從觀察之中學習，如果別人公開炫耀財富並受到羨慕，他們也會想要，假使無法得到就容易忌妒別人。看到身邊長輩自私的行為，同時發現控制欲望似乎沒有什麼獎勵，就會加入主流的價值觀。

來得到生活享受。這就是爲什麼昔日許多國家搶劫犯罪率不高，但到現在這樣的小型犯罪忽然大幅度增加，印度就是一個例子。

從印度幾十年前的社會犯罪來說，許多不同的欺騙行爲一直都存在，偶爾出現殺人罪行，通常是因爲政治因素，或是爲保護家族榮譽之爭執；反觀近十年，偷竊搶劫卻變得非常頻繁，大部分殺人犯都與竊盜罪有關，年輕罪犯通常身處社會的邊緣，他們看到在市區逛街的許多有錢人，就希望自己也能享受西式富裕的生活。

消費與選擇

對於有消費能力的人而言，面對的難題則是不同的選擇。但是選擇太多，人們要如何判斷什麼是好的、需要的呢？價格便宜不一定是壞事，比較糟的是雖然市場上有許多不同的選擇，但品質並不好。我們會發現，有時即使選擇的種類不多，品質卻都比較好，我們可以觀察許多方面，像食物、電視頻道等生活上的各種選擇，品質好的其實不多。

在超商裏就可以看出多樣選擇，我們可以選擇的食物或水果變得國際化了，人們在電視影集或電影裡看到另一個國家的飲食，走進超市就可以買得到，而且不會貴太多，有時甚至比當地更便宜。人們也許寧願選擇遠地運來的蔬果，而不去選擇當地產品，這和許多國際企業化的種

價格便宜不一定是壞事，比較糟的是雖然市場上有許多不同的選擇，但品質並不好。

養殖、廉價勞工又很有關係，整體變成一種物質世界的循環。

這是一個很複雜的現象，比許多人對國際貿易結構與環保的批評還要複雜。主要分爲兩個方面：一方面是對碳足跡是否真正瞭解。在超市看到一包非洲產的四季豆，它的碳足跡甚至可能比一包在本國產的有機四季豆還要低，這是因爲他們的生產方式不同，以及真正需要航空運送的里程，不一定與有機無機、或距離遠近有關連，所以，只依據食物的產地來評斷是不是好的消費選擇，是一個很模糊的概念。

另一方面，牽涉到貿易是否公平，以及被企業所僱用從事種植工作者的實際薪水。這個問題比前一項還要嚴重一些，因爲很明顯的，國際貿易並不是一個公平的戰場。自由貿易本意是很好，它可提供各地需要的商品，人們透過自由貿易取得重要資源，或買到生活的奢侈品，雖然有一些弊端，但是貿易能將不同國家結合起來，經常有貿易來往的國家彼此比較不會發生戰爭，因此自由貿易有它的好處。

相反的，假如貿易一開始不是以公平做爲基準，就會產生許多問題：其一是許多付出心血的勞工被壓榨，這些人不知道生產方式、不擁有土地，甚至不懂操作的儀器機械爲何，付出大量時間與勞力卻只拿到一點點工資；另一個問題是國際性的，貿易限制會去優惠特定國家，其他國家的貨品交易變得非常困難。

在超市看到一包非洲產的四季豆，它的碳足跡甚至可能比一包在本國產的有機四季豆還要低，這是因為他們的生產方式，以及真正需要航空運送的里程不同。

國際間的技術性貿易障礙

在二次大戰後，許多國家都減少了貿易限制，在1947年有了基本的國際貿易協商：關稅暨貿易總協定(GATT)，希望貿易能公平化。關稅貿易總協定自1955年之後，由世界貿易組織(WTO)所取代。世貿組織宗旨爲讓更多國家同意消除貿易限制，方法就是提高進口商品的關稅，讓所有的物品都能互相貿易。貿易上的保護主義降低，比較貧窮國家的商品也可以與其他國家有一樣的競爭性，立意良好，世界各地也都在進行，但還有許多其他的問題，例如當正式貿易關稅降低的時候，一些「技術性貿易障礙」卻提高了。

技術性貿易障礙包括衛生規定等等，從技術性上增加進口物品的難度，雖然現在進口商品已經課比較高的關稅，但各國仍然想要保護自己的產業，於是他們就會用各種方式來操控，例如他們會說：我們不進口某某產品，因爲它不符合衛生安檢規定。

舉一個貿易不平等的例子：菲律賓出產許多熱帶水果，澳洲也出產許多熱帶水果，但是生產成本比菲律賓的高，如果把關稅限制取消，所有菲律賓的香蕉就會賣到澳洲去，澳洲的蕉農就會無法競爭而破產，因此澳洲政府就採用一個方式，對菲律賓說：我們不能進

當正式貿易關稅降低的時候，一些“技術性貿易障礙”卻提高了，包括衛生規定等等，從技術性上增加進口物品的難度。許多國家都要求生產過程要經常噴灑農藥，對當地環境生態造成很大的破壞。

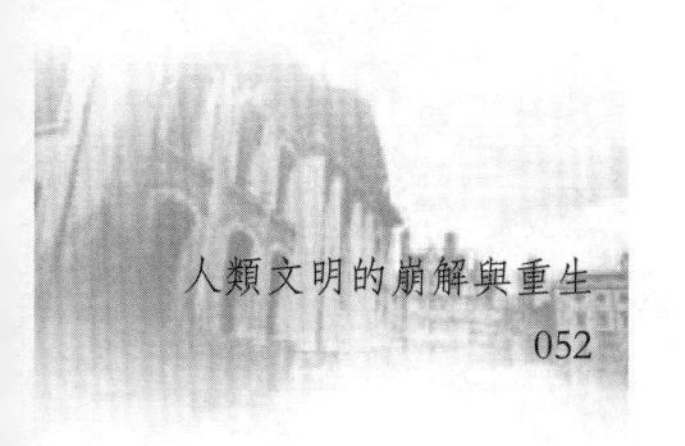

口貴國的香蕉，因爲你們生產的衛生條件較差，香蕉可能有傳染病，如此一來，菲律賓的香蕉也許會被隔離檢疫，甚至菲律賓政府要付消毒及貨櫃隔夜費用，若沒有整批被退還，等菲律賓香蕉抵達澳洲市場時，成本也已提高了許多，得賣比較貴。澳洲政府用這種方式保護自己的蕉農，他們可以跟菲律賓說：假如你要我們降低關稅，就要提高衛生標準，或是噴灑消毒，或是符合我們的衛生檢查；也就是讓外國的產品成本上升，來提高本國產品的競爭力。

這只是一個例子，但在各國之間都發生類似的狀況，比較有勢力的國家主導一切，比較弱勢的國家像菲律賓，可能就會覺得其他國家在找麻煩，他們也許會投訴到世貿組織，抱怨這樣不公平。當世貿組織接到此類申訴，接著會花上幾年的時間調查；即使如此，較強勢或富裕的國家甚至會故意忽略世貿組織最後的決定，依然故我。

貿易不公平還有另一個後果，就是因爲這些技術性障礙的增加，許多國家都要求生產過程要經常噴灑農藥，對當地環境生態造成很大的破壞。噴灑農藥的消毒過程，殺死許多可能帶來傳染病的蟲類。在菲律賓的一些小島，就曾有地區性的抗爭活動，因爲這些農藥不只殺蟲，還對人類有害，也破壞許多大自然的生態。這些抗爭活動已經持續許久，但是掌控香蕉種植的企業还是希望繼續噴灑農藥，因爲這是

最好在世貿組織之內成立一個有效來解決這些弊端的團體，賦予他們權力。提供對較窮困國家的補助，幫助他們通過檢疫等措施，同時討論出一個較完善的檢疫標準，過程雖然很繁雜，但就長期而言是比較好的解決方式。

他們唯一可以把香蕉出口到別的國家的方法。所以，貿易的不公平其實造成非常多面的後果。

所以，回到前面所提的在超市裏的多種選擇：許多人說，進口外國產品增加碳足跡、航空哩數等等，但是假如不進口，那些以出口產品維生的發展中國家就會被國際政治勢力所困，無法發展他們的經濟。

訪談：國際貿易與吃當地食品

馬克教授：其實我們需要許多不同的組織同時運作，基本上最好在世貿組織之內成立一個有效可以解決這些弊端的團體，賦予他們權力。現在的狀況是，當一個國家提出一個專家的說法，另一個國家又可以提出許多其他專家的不同說法，問題就一直拖下去，永遠解決不了。

士培：這些專家是否都有充足的實務經驗？

馬克教授：有的有實務經驗，有的沒有。我們需要的是一個直屬於世貿組織的國際組織，這個組織成員不屬任何一個政府，直接由世貿組織聘任，並且受過各種層面的風險評估訓練，如此一來，我們剛提到的許多包括貿易、環保等等不同的問題，才可以直接被處理；另一個重點是，世貿組織必須提供對較窮困國家的補助，幫助他們通過檢疫等措施，同時討論出一個較完善的檢疫標準，過程雖然很

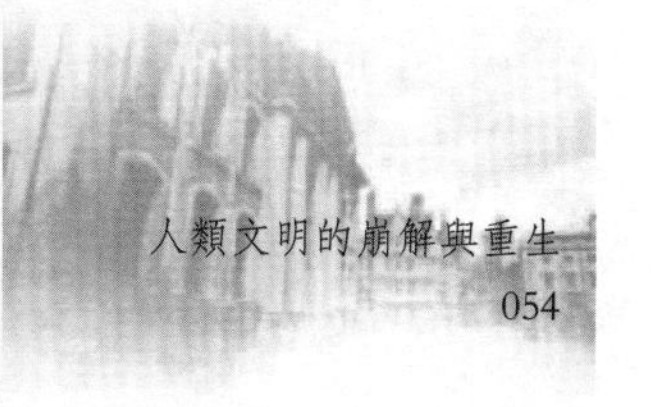

繁雜，但就長期而言是比較好的解決方式。

因此，當我們在超市看到從外國來的水果，也許可以試著從不同的角度來瞭解，不只是想到碳足跡、航空里程等等，因為計算碳足跡的方式很複雜，有時本地生產的果物反而有更多的碳足跡。

士培：我相信以碳足跡做訴求的許多運動，是希望鼓勵人們要多吃當地出產的水果。

馬克教授：我自己就是當地水果的擁護者，也覺得吃當地種植的東西是件好事，但這樣的選擇不只是為了減少碳足跡。有時以環保的角度來看，吃當地食物的確比較好，但我也不會鼓勵人們只吃自己地區生產的作物，因為有些國家的確需要靠外銷作物維持經濟，所以我們不用一味去拒絕進口食品。若大家只吃當地食品，拒絕進口或外銷，許多地方及國家經濟就會產生問題，一般人民也就無法像富裕地區的人們般擁有享受各式美食的奢侈。就個人而言，我偏好根據當地季節吃當季水果，但並不代表要排除其他選項。

問題的核心在於平衡

即使在英國，有許多作物也需要溫室培育。其實我覺得問題的核心在於平衡。我個人喜歡吃當地食物，因爲我曾知道它是如何被種植、製造、生產，感覺上比較瞭解我在吃甚麼東西。同時，我也喜歡吃當季的水果和作物，因爲它們讓我感覺到與大自然的季節連在一起，心靈因而被滋潤，這都是好事，也是我喜歡做的事。即使有一天我只能吃當地產的食品，或是只限英國製造的食物，對我而言只是飲食上少了點風味，少了點料，影響不大；但是對於其他國家而言，尤其是比較窮困的國家，他們爲了能讓自己作物出口，花了很多心血和人力，許多居民甚至沒有日常享用的基本建設，比如說醫院或是廁所等等，甚至需要付更多錢才能擁有基本電力或是清潔用水。假如現在西方人說：〝我們現在開始只要吃當地產品，反正我們也都不缺〞，其他國家怎麼辦？他們要怎樣籌到足夠的錢來建設國家，讓人民擁有基本生活條件，如暖氣、空調、清潔水等等呢？國家要有足夠的經費才能給予人們好的住宅環境。

訪談：理想與現實兼容的未來

士培：假如世界要持續維持和平，各國必須討論出一個機制，讓經濟互相平衡，富裕國家和貧窮國家彼此幫忙，而不是讓貧窮國家或是土地貧脊的國家自生自滅，以同為地球人的角度來看實在很不公平。

馬克教授：的確不是很公平，現在就是處於不公平的狀況。除了貿易

◇◇

小型社區生活型態，與大規模的經濟或政治目標共同結合，才能促成理想與現實兼容的未來。

上的限制，有些國家雖然擁有發展中國家經費援助，有的甚至已接受援助好幾十年，但是人民的生活狀況仍沒有改善，援助的資金都被腐敗的官員貪汙走了。

士培：也就是說，假如我們把全世界當做一個社區，是不是有可能設計出一種機制，除了政府體制之外，重新評估貧富國家所需，想辦法做到平衡，互相幫忙？

馬克教授：理想上是這樣，但要建立這種機制要花好幾年的努力才有可能出現。

士培：剛才會提到這個部份，使我想到威爾斯中部國家公園的社區。不同社區的地理優劣勢都不一樣，他們的總公司和國家公園統籌，把能進行水力發電的社區盈餘分配給地理位置平坦的社區，同時平坦地型的社區也可以為整個社區網提供其他的貢獻，社區之間就不會因自然因素而產生太大的不均，大家也都認同這樣的做法，能夠好好協商。

馬克教授：所有類似的想法和做法都很好，但我覺得所有的努力，包括貿易方面的公平交易等等，如果只是獨立運行都不足以讓人們脫離政治的影響。我認為一定要盡可能提倡人民的福利，儘可能讓所有人都被公平對待；不只是讓生活環境的硬體設施變好，還要關心人們是否覺得人生是有意義有價值的。

要達成這樣的目標需要許多因素，沒有直達的方式，必須盡可能用不同的方式來同時進行，這也意味著我們必須和價值觀不一樣的人一起工作，拓寬包容心。也許可以共同約束行為，或建立示範地區，讓理想能實現。小型社區生活型態與大規模的經濟或政治目標共同結合，才能促成這樣的理想與現實兼容的未來。

無論如何，讓國際貿易變得比現在更友善一點，或是從國際政治與非政府組織之中尋求支持地區性的社區計畫等等，都是基本可以開始的方向。我們得認知到，所有的事件都是互相影響，互爲依賴。有的人善於建設地區並實驗新體制，有的人善於將所有不同行業的人集合在一起，大家可以同時從不同的角度與方向去做貢獻。

將目前國際貿易的弱點轉為未來起跑的動力

談到國際貿易或運輸，其實所有的運輸方式都是偉大的發明，只是被過度利用了。所有的發明和科技都是這樣，本身沒有好與壞，就看我們如何使用；科技本身沒有好壞之分，而是使用的意圖造成了不同。我們可以用一個環保器材去打人，也可以把它們做更正確的使用，好壞存乎一心。

大部分的人無法預見使用的結果，不知道什麼是過度，也不懂怎樣節制，許多情形都是從後果學習。即使當初是善意的，有時也可能導致不良後果。

而未來我們必須面臨石油危機的問題，日後的長程運輸勢必會增加許多成本，我認爲人們將會想辦法尋求各種替代能源，無論是因爲環保或策略考量，各國對另類能源的投資不斷在增加；在一、二十年

我們現在只能夢想的科技，在不久的將來可能就會實現，因為目前已有許多經濟與政治的資源投資在這方面，對於未來新科技帶來新能源感到樂觀。

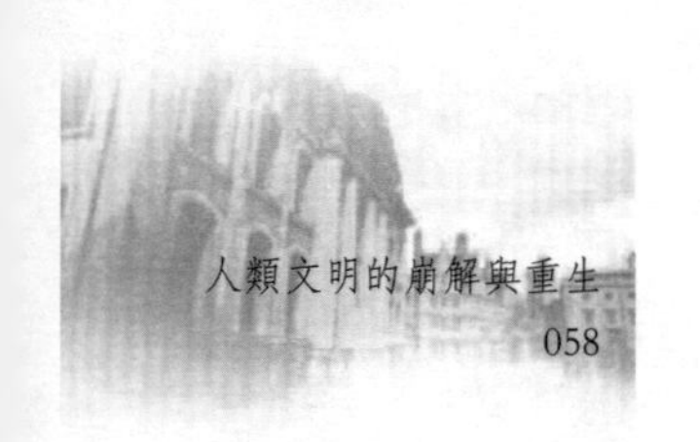

後，像現在一樣的國際貿易仍是很頻繁，只是運輸工具使用非石油的不同能源。有些我們現在只能夢想的科技，相信在不久的將來可能就會實現，因爲目前已有許多經濟與政治的資源投資在這方面，我對於未來新科技帶來新能源感到樂觀。

不過我也對於接下來世界能否維持和平的局勢感到擔心。我指的不是恐怖主義，而是因爲經濟不景氣等因素，造成國際間的緊張關係；接下來一、二十年間，各國之間會不斷出現一些大小不等的衝突事件，這令人很憂心。

可以想見未來，原本各國互相往來互通有無，現在在資源有限的情況下，不僅是國際貿易，一般人民生活、工作、旅遊都會被波及，這都是從物質資源過剩到資源不足的社會轉變所發生的震盪。

人類的滅亡：城市、農業和下一個流行病

"The Death of Us": Cities, Agriculture, and the Next Pandemic

全球城市的興起改變了人類的互動模式，除了商業、農業甚至是疾病的形式也以前所未見的洶湧之姿撲向人類，除了監督和應急規劃，我們更需要提出新的經濟和社會倡議……

英國知名醫學雜誌《Lancet》（柳葉刀／刺胳針）的編輯早在1998年時就寫道：「城市有可能成爲人類的葬身之地」。此言也許有些爭議，但也不無道理。人類歷史上大型流行病變異都和人類的遷徙有關，從史前畜牧時期到農業耕種時期，再到後來以古代帝國爲基礎發展起來的城市，每次轉變都使得傳染性疾病大量增加不斷突變。當人們聚集在一起，與家禽親密接觸時，疾病便會從一個物種「傳給」另一個物種。流感、瘟疫和很多其它潛在的流行病就是這樣產生的。隨著城市發展成爲貿易中心，這些城市也成爲疾病滋生的地方，因爲商務往來會讓很多外來疾病在城市間快速流傳。

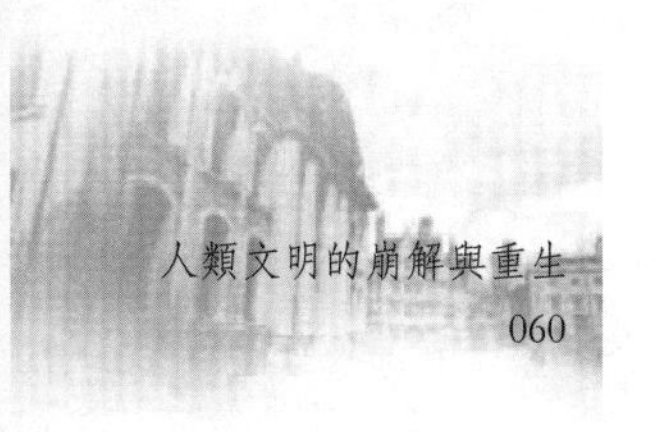

全球城市興起　疾病容易爆發

近幾年，我們見證了一種新城市模式，即是「全球城市」的興起，城市總會向外發展，對那些從事遠距貿易的城市尤其如此。但現在的全球城市有不同的秩序，它們往往是巨型城市，不僅規模龐大（發展速度驚人），而且與其他類似城市有著密切的往來。全球城市不再像過去那樣只是世界性城市，它們的特點是：商務人士和經濟移民在這些城市之間快速穿梭；全球政府和商業機構雲集；容易受到全球經濟風雲變化的影響；容易爆發疾病。

中國在2002年底爆發了非典型肺炎，隨後該疫病通過北京和多倫多這樣的全球城市網路傳播開來，在當地和國際社會引發一片恐慌，全球經濟的穩定性也隨之飽受質疑。非典型肺炎揭開了新經濟系統的面紗，使很多國家的政府如夢初醒，他們因此都睜大雙眼，擔心起以後會爆發更致命的全球性傳染病。從那時起，大多數國家對疫病的監督和控制力度大爲增強，世界衛生組織也因此起到了大作用，那些面對疫病措施不力、報告不及時的國家則羞愧難當。

但是，非典型肺炎爆發後所採用的疾病控制模式是有自身局限的。當時的方法是對被感染的個人進行監視和控制，大量儲存疫苗和抗病毒藥物，以達到預防疫病的目的。這種方法其實是一種應急計

人們忽視了導致流行病的根源所在。很多流行病從某種形式上來說都是人和自然的關係出問題而導致的。

畫形式，本身倒也沒什麼錯，只是人們忽視了導致流行病的根源所在。很多流行病從某種形式上來說都是人和自然的關係出問題而導致的，我們都知道，很多所謂的疫病「爆發」和「復發」，其實都起因於生態系統的不平衡，這都是由於人類對動物的家園——森林變本加厲地侵佔（漢塔病毒因此產生），對野生動物的食用（導致非典型肺炎、埃博拉病毒和愛滋病），和城市快速而漫無頭緒的發展（登革熱、瘧疾和黃熱病應運而生）。但最近爆發的狂牛症和流感所反映出的一個極爲嚴重的問題，就是對農業的監管不力。

城市化集約耕作的風險

城市化的快速推進所導致最爲深遠、被人忽視的後果，就是集約耕作。從流行病學角度看，集約農業正處在發展的高峰期，但這種農業模式是有危險的，因爲在全球化的框架下，從外國進口糧食已經使本國農產品的價格被壓低，因此政府不太情願把農業監管得太嚴。就拿狂牛症來說吧，該病爆發後，很多國家的政府都被迫改進畜牧方法，把那些被認爲導致疫病的動物飼料進行了清理；而在爆發禽流感和豬流感後，政府卻沒有同樣地去關注這些產品的生產方法是否需要改進。在最近爆發禽流感（H5N1）和豬流感

從流行病學角度看，集約農業正處在發展的高峰期，但這種農業模式是有危險的。在爆發大型人畜共通傳染病時，政府很少省思導因來自動物被過度密集飼養或養殖場衛生差，只是採取大規模滅殺被感染的動物，對接觸者進行監督和隔離的措施。

（H1N1）時，政府很少想到這些病可能是由於動物被過度密集飼養或因爲養殖場衛生差所導致的，只是採取大規模滅殺被感染的動物，對接觸者進行監督和隔離的措施。

在應對傳染病時，這些措施是必然的，但我們應該搞清楚真正的導因。人們總不太想承認：城市化的速度太快了！這個現象在很多國家都存在著，城市化的腳步仿佛停也停不下來，使得人類離下次爆發流行病災害近在咫尺。人類正快速地變成城市動物，要不了多久世界上大多數的人都將生活在城市裡，而且大都聚集在大城市裡，我們應捫心自問，這種局面真的能長治久安嗎？更別提這是否能讓人感到舒服了。這種轉變不僅可能導致很多社會問題，而且會使大量的人容易染上新型傳染病，導致人口的大面積死亡，如此的後果不僅讓人類更加速傳染疾病，而城市人口不斷變化的口味又將滋生新的病原體。

在大部分國家，城市化往往會導致人們對廉價肉食和肉製品的需求激增。十九世纪的歐美國家和現在的印度、中國就是例子，對動物蛋白不斷增長的需求會大幅度增加人們患病的風險。人類現在所面臨的最大威脅是一種新型流感菌株，該菌株很有可能是從豬這樣的家禽傳給人的，當有人染上了普通的季節性流感時，如果此時他再感染上一種動物身上的菌株（如H5N1），那麼這個致命而又易於傳播的病

在應對傳染病時，應該搞清楚真正的導因是：城市化的速度太快了！這不僅導致社會問題，而且會使大量的人容易染上新型傳染病。

毒就會在這個人身上形成危險的病症。

需要深層關注疾病成因

然而，雖說面對流感我們是在劫難逃，但我不認爲人類會再次經歷1918—1919年期間爆發的那種大規模流感，當時全世界有超過二千五百萬人都死於流感。現在的條件和當時那種缺醫少藥的情況有大不相同，何況疾病史也表明流行病都是特定社會、經濟和環境狀況的產物，沒有任何疾病是偶然發生的。在過去，我們透過嚴加控制、監督和改善衛生狀況曾有效地遏制了像瘟疫、霍亂和黃熱病這樣的疫病，現在面對像流感這樣極易傳播的疾病，控制的難度更大。但是如果我們更深層次地思考導致該病的成因，那麼傳播的風險就能大大降低。

監督和應急規劃都是很重要的，但僅靠這些措施還不夠，我們需要更密切關注農業衛生問題、人口和動物的過度擁擠問題和城市化快速發展這樣重要的問題。我們需要提出新的經濟和社會倡議，鼓勵人們回到農村，防止農村地區陷入貧困，與大地和動物和諧相處，因爲這些都是我們的生命之本。

（本文爲馬克·哈里森教授所著，發表於北京國際交流協會可持續發展專業委員會特刊上的文章。　譯者　吳波）

我們需要提出新的經濟和社會倡議，鼓勵人們回到農村，防止農村地區陷入貧困，與大地和動物和諧相處，因為這些都是我們的生命之本。

《細菌交易》（Trading Germs）著作訪談

《人類的滅亡》是馬克教授在明年即將出版的新書《細菌交易》中的一篇摘錄簡介，整本書以「生病的城市」作為主軸。讓我們透過訪談，了解馬克教授在這本書中所要傳遞的訊息。

用「生病的城市」作爲主軸串起整本書，因爲從歷史來看，城市一直都是疾病的溫床、細菌交易的場所。城市環境很容易製造並且傳染各種病菌，此外「生病的城市」一詞也可說是對社會疾病的隱喻。

社會疾病可以解釋成一般社會崩壞的現象，或者說，城市就像個放大鏡，將各種社會問題突顯出來。對於這種現象，人們有時解釋爲：因爲城市生活踰矩，超過其應有之規範。這包括人類現存的規範及與自然界的共生法則，於是產生各種疾病，尤其是傳染病，踰矩的行爲通常在城市裏較明顯。

簡而言之，城市通常是疾病的溫床，同時「生病的城市」也是對社會失序的一種隱喻。從這個角度回溯好幾世紀，從古老的世界、不

用「生病的城市」作為主軸串起整本書，因為從歷史來看，城市一直都是疾病的溫床、細菌交易的場所。城市環境很容易製造並且傳染各種病菌，此外「生病的城市」一詞也可說是對社會疾病的隱喻。

同的社會，到現代文明，試著去尋找其中相似之處，或是比較因時因地因文化而不同的原因，是件令人感興趣的事。

城市更容易成為製造各種疾病的溫床

跟其他地方比起來，城市更容易突顯社會問題，其中有幾個因素：

首先，人們認爲城市是疾病的溫床，因爲人潮擁擠，快速城市化而居住環境不佳等等，還有因爲城市本身對外發展的特性，與外界交通發達；綜合看來，一大群人居住在公設和衛生不佳的環境，更容易接觸到外地傳來的病毒。外來的疾病首先會在城市內大量互相感染，接著擴散到城外的鄉村小鎮。由此看來，城市是疾病傳染的重點。

再者，不同時期都有人認爲，疾病是因爲人類行爲踰矩所遭受的天譴。來到城市的人躲開熟悉他們的家庭與親戚網絡，變成一個無名氏，城市裏的人通常比較富裕，城市人的行爲舉止也偏離自然，不符合自然規律，明顯容易聚集各種不良行爲的場所，因此也較容易踰矩。在城市我們可以看到上流社會階級，領導階層，富有的人進城社交，城市展現文明的巔峰。因此一般人認爲城市的上流階層生活，就是一種對於食物、酒精、藥物、或是性行爲的一種放縱生活。

從歷史角度來看，城市一向都是重要的疾病傳播點，越不自然的生活方式，似乎越容易得病。

綜合上述原因，比起鄉村，無論是從實際或是從隱喻而言，城市更容易成爲製造各種疾病的溫床。鄉下當然也有一些問題，例如瘧疾或其它熱病等，但不容置疑的，鄉村有療癒的功能；鄉村生活比較接近大自然，一般認爲是上帝或神希望人們所生活的方式。從歷史角度來看，城市一向都是重要的疾病傳播點，越不自然的生活方式，似乎越容易得病。

疾病型態大幅改變

從事歷史研究比較困難的一點，就是去揣摩當時人的想法，而無法以現代歷史學家的眼光去看歷史事件；研究現代歷史也是，重點是如何拿掉個人的眼鏡，去瞭解當事人看事情的角度。其中的困難在於平衡。

歷史告訴我們，有些城市是自己導致自己生病的。事實顯示，某些城市的生活型態容易導致某種疾病或危機，而不只是當時人們主觀的認知而已，這些危機可能是傳染病，或某種特定型態的慢性病，因爲文明發達，甚至是過度發展，導致放縱、精神衰弱或緊張等等。

很明顯的，目前的疾病型態正在大幅改變。以往我們的認知，是一些慢性病如心臟病或大腸癌等等多是屬於有錢人的疾病，而第三世

現在的疾病分佈，不再像以往用地理位置來區分富窮國家不同疾病類別；現在是每個國家內部就明顯有族群差異，衍生出不同類別的疾病。

界的窮人則大多飽受傳染病之苦，至今雖然許多情況沒有改變，但結構上已不完全是這樣了。

許多以往窮困的第三世界國家已發展出一群很有錢的階級，這些人所得到的疾病與富有的西方社會所得的疾病一模一樣，如糖尿病、心臟病、癌症等等，都是這個階層的主要死因。所以我們現在看到的疾病分佈，不再像以往用地理位置來區分富窮國家不同疾病類別；現在是每個國家內部就明顯有族群差異，衍生不同類別的疾病。若以國際的角度而言，某些居住在不同國家卻擁有類似生活型態的一群人，較容易得到相同的疾病。

訪談：傳染病的危險因子

士培：現代社會擁有全球性便利的交通工具，這也是造成傳染疾病的主要原因之一。請您談談造成疾病傳染的危險因子。

馬克教授：不同的傳輸方式包括：貿易、大量移民、經濟移民、難民、戰爭流亡人口等，在歷史上一直都與傳染病有很大的關聯，霍亂感染就是一例。若要指出全球傳染病最關鍵的傳染途徑，我會說是：貿易、戰爭與環境改變，這是三大危險因子。

導致全球傳染病最關鍵的傳染途徑是：貿易、戰爭與環境改變，三大危險因子。

所謂的環境改變，並不只是像溫室效應這種大範圍的問題，而是各種會使生態環境改變的因素。尤其影響人與動物之間的關係，例如：破壞自然生態環境、砍伐雨林，或是改變農耕技術等，各種會影響人與動物——無論是野生動物或家畜——之間平衡的關係，都容易造成病毒突變，若發展成為人畜傳染，就易導致全球傳染病，所有這些因素我都把它們歸類於環境改變。

剛說的三大危險因素：貿易、戰爭與環境改變，大部分又與城市化有關。

士培：因此，「生病的城市」不是指社會地理位置會導致疾病，而是指互動方式導致疾病？

馬克教授：城市之所以能存在，是因為它與周邊的鄉村有一定的互動關係，城市要能生存，一定要有農業服務，這是基本要件；即使城市提供各種機會，若沒有基礎農業供應糧食，城市也是無法生存下去的。尤其在現今社會，許多城市是巨型城市，這些巨型城市顯然必須擁有更大量的食物來源，養足在裏面的人口。

另外，當人們搬進巨型城市生活時，他們的飲食型態與喜好會改變，變得比較想吃動物性蛋白質，想買到便宜的肉類，因此大量的動物性蛋白質必須被製造出來，以往鄉村自家養的雞鴨豬等是不夠的，所以必須用很密集的方式養殖動物提供蛋白質食物來源，同時必須將它們長途運輸到城市。

密集養殖業本身就是一個傳染病的危險因子，但與城市化息息相關。除此之外，破壞生態雨林也是為了維持城市人口飲食需求，這些雨林被砍伐來改成農耕地以種植維持城市人口的作物，同時導致許多野生動物被驅逐。所有負面影響都與城市化有關連，不但破壞生態環境的平衡，同時造成易發疾病的條件，尤其是傳染病；我們先前已提過，密集的養殖業成為全球流感病毒快速突變的溫床。

士培：所以重點不在於是否吃肉？

馬克教授：重點是我們吃肉的量，以及人們願意花多少錢買到肉類，這才是差別；住在城市的人，付高額房屋租金或貸款，他們並不想花很多錢在食物上。

從歷史上來看，與過去比較起來，近代住在較富裕地區的人花在食物上的金額都大幅偏低，因為現代農作物與養殖業已全球市場化，加上企業使用大量廉價勞工的結果，導致在鄉下的農畜業收入變低，而當他們搬到城市居住時，卻花越來越多的錢在房租上。人們想買便宜的食物，並不只是因為他們需要動物性蛋白質，而是希望食物便宜，這才是問題。

士培：便宜食物的確會讓人感到生活很舒適富裕，花同樣的錢，可以買到滿滿一桌食物，感覺很舒服。

馬克教授：這就是現代的生活型態和習慣。感覺生活富裕豐盛是其中一個原因，尤其對於從來沒有機會享受過的人而言更是如此；長遠看來，其實這和速食的生活習慣有關。

城市生活裏的速食文化

城市生活非常忙碌，人們只要求快速便宜的塡飽肚子，這變成一種文化態度。當人們住到城市生活，就像是進入了一種全球文化，而消費便宜的食物就是這種文化很重要的部分，全世界都變成這樣，在城市可以吃到便宜的牛肉漢堡等。

城市人希望享受到富足且全球化的生活，其一就是可以吃到麥當勞或是肯德基等速食，這已變成文化因素了，人們認爲他們在消費西方式的輕鬆與富足感，覺得這樣的生活很有吸引力，尤其對於來自傳統社會背景的人，城市生活是非常不同的，所以有文化因素在裏面。人們想要仿效世界彼端某種生活型態，同時，與之前的困苦生活比較起來，人們想要吃到以前沒機會吃的東西，種種因素造成現在的城市文化。

這是一種太容易的生活方式，速食雖然失去養分，但是替人們節省時間，符合城市忙碌生活需求；人們採納了城市生活型態，因爲這樣的生活很方便，隨時可以在超市買到微波食物或麥當勞，比自己種菜做菜方便得多。

人的生活如果不重視食物的文化，同時遭受許多時間壓力，就很容易被這樣的生活形態所吸引，所有的條件都趨向速成的城市生活：

應該要多鼓勵正確的飲食文化，尊重食物的來源，尊重動物與提供我們食物的土地，如此人才會去尊重食物，因為對食物的態度只是整個複雜文化拼圖裏的一片。

經濟條件、現代生活的壓力、文化因素、希望仿效別人的生活、脫離困苦環境等，不同城市會有一些不同，但產生的生活型態都是現實生活條件與文化因素結合的結果。

同時，在城市長大的孩子要改變飲食習慣會困難很多，他們似乎會對城市的食物型態上癮。不過，或許城市的食物文化就是設計要讓人們上癮的。尤其當一個孩子常吃大量速食，並認爲這樣是很正常的生活時，要改變他們的飲食習慣真的很困難。

如果在成長的過程中均衡攝取各種食物，即使在生命某個階段他們遠離了這樣的飲食，腦子裏也依然存有這樣的觀念，之後要回到這樣的飲食也會比較容易。社會應該要多鼓勵正確的飲食文化，去尊重食物的來源，尊重動物與提供我們食物的土地，如此人才會去尊重食物，因爲對食物的態度只是整個複雜文化拼圖裏的一片。

訪談：尊重自然　保護物種多元性

士培：尊重自然，除了鼓勵正確的飲食文化之外，我們還可以怎麼做呢？

馬克教授：有千百種從個人開始的方式，先從大方向舉個例，比

拒買會導致物種多元性消失的商品，如含有棕櫚油的商品；或是我們可以聯合起來對政府施壓，讓政府採取較環保的政策。這些都是非常急迫的問題。

如說保護物種的多元性，這比去煩惱溫室效應有效得多。生態多元性目前面臨到非常急迫的問題，因為它不僅對人類本身生存有很大的關聯，在道德上也應該要去注重的問題。如果因為人類的需求就去掠奪甚至破壞其他物種的生存環境，我個人認為這是很不道德的一件事。

保護多元生態是首要之急，有許多關鍵點需要被注意並處理，其中之一就是雨林生態的破壞。在非洲及東南亞某些地區，為了生產棕櫚糖及棕櫚油砍伐了許多雨林，產生嚴重的後果；製造棕櫚油就是為了生產許多衍生的加工食品，提供食物來源。所有問題都是連在一起的，這些被砍伐的區域基本上已變成生態沙漠，後果之一就是紅毛猩猩的消失，當然不只是紅毛猩猩，許多其他物種都面臨絕跡的危險；在南美洲，也有破壞森林生態的情況發生，大多數是為了製造平原讓牛群吃草。

這些肉牛就是提供漢堡肉重要的來源之一。南美的東、西部都有高草原提供牛群吃草，但是為了養殖更多肉牛，幾年下來許多森林已被大片砍伐成平原；還有其他許多地方如亞馬遜河流域及東南亞地區等，則是因為伐木業的濫墾或盜木而破壞了森林，這都會影響到生物多元性。

針對這些物種多元性消失的問題，我們個人可以採取許多方式，比如說：拒買會導致上述問題的商品，如含有棕櫚油的商品；或是我們可以聯合起來對政府施壓，讓政府採取較環保的政策。我提到的都是非常急迫的問題，早上才聽到新聞說，目前世界上植物種類的五分之一都面臨絕種的危機，而且大部分都是肇因於對雨林生態的破壞。

士培：另一方面，許多發展中或已發展的國家的農耕作業仍使用大量的農藥與殺蟲劑，不僅殺死野草，同時也殺死許多動物或植物。

馬克教授：物種多元性的消失有太多面向需要探討，以幾年前蜜蜂的消失為例就是個問題，我不清楚真正的原因是什麼，也許與長期使用農藥或殺蟲劑有關，或是各種小問題的累積。

我知道在許多國家，凡採取大量密集耕作的地區，生物多元性都大量減低，原因有幾個，其一就像你所提出的，是農藥的關係，農藥殺害許多昆蟲，導致鳥類無法找到足夠食物，甚至影響到以鳥類為食的哺乳動物，因此，光是過度使用農藥就會產生一連串綜合的問題。

另一個原因是經濟因素。種植穀物盈利較多，有時農夫會將隔開田地的灌木叢除掉，盡量多種一點穀物，然而這些灌木叢很重要，不僅是植物或野花得以生存，許多昆蟲與動物都靠這些灌木來築巢生存。部分有共識的農夫仍會保留這樣的灌木，現在有些地方政府的政策也在鼓勵與保護生態多樣性，可惜歐盟本身對於保護土地與生態的預算正在下降。相同的，許多面臨經濟不景氣的國家，在刪掉預算的同時，保護灌木這種小事很可能就會被犧牲掉。

可怕的是，許多國家甚至對這種現象還不覺醒，大片的野生地區都被開發為生態沙漠般的農地，當地人開著大型機器去開採的同時，根本沒有意識到他們正在破壞許多生物的棲息地。許多人類正在做的行為都是破壞生態而不自知；有些則知道是問題行為卻明知故犯，這是人類當今面臨的急迫考驗。

士培：這讓我想到一個現象，政府或企業會用各種方式取得農耕地，而相對的，城市則是會盡量取得多一點的人口，做為廉價勞工的來源。

馬克教授：這種現象通常是機械化農耕的副作用。因為機械化，鄉下原有的工作就不見了，於是大批失業的人口湧向都市找工作，類似情形已經發生好了幾十年，並且是全球性的問題，這在英國有個戲謔比喻：羊吃人。因為居住地被開墾為大片耕地或畜牧地，讓羊吃草，而羊吃草的地方，就是原來居民住的小村舍，這迫使鄉村人民流離到城市找工作，所以感覺就像是羊吃人，人要逃跑。

這問題在英國發生過，但最近在其他國家也開始發生了，有時人是被迫遷移的，但有時是因為都市生活的誘因讓人搬離，人們希望到都市體會「較富裕」的生活方式，認為鄉下生活實在很艱苦。

在推力因素與拉力因素同時作用的結果下，正如我們之前討論過的，長久之計是想辦法吸引人們回到鄉下社區生活，以緩和越來越不均衡的現象。

尊重自然 可以從改變飲食習慣開始

馬克教授認為要重返尊重大自然的態度，可以先從改變人們的飲食習慣開始，這不是唯一要改變的，但絕對是個重要因素。試著讓人們衷心感謝他們得到的食物，並對它產生興趣，這很重要。

浪費食物，不只是道德上說不過去，重點是，當人們不尊重食物與其來源時，他們逐漸與自然脫節，就容易做出破壞自然生態的行為與決定。

如果能建立對食物來源與製作過程的覺知，就能逐漸培養對生產食物的大自然多一些尊重，不但如此，更會培養出對所有事物尊敬的態度。人們需要學習去看待其他人事物所存在於本身的價值，並且欣賞它，萬物都不是工具，這點很重要。

面對自然 心態要謙遜

當我們想採取改變時，在心態上首先要注意，如果我們對大自然的認知太狹隘，在做決策讓社會返回自然時就容易變得偏執。要記得，當德國納粹主義興起時，社會上自然生態學說非常興盛，綠政黨很容易就變成法西斯的獨斷。

建立對食物來源與製作過程的覺知，就能逐漸培養對生產食物的大自然多一些尊重，不但如此，更會培養出對所有事物尊敬的態度。

人類對大自然運行真理的認知與解讀極其有限，因此態度要謙遜，去深層瞭解生態平衡的必要性；要瞭解到，若我們不努力維持這樣的平衡，人類文明就會在不同層面產生危機。

其實所謂大自然的概念並不是固定的，也就是說，我們對於什麼是自然的認識，通常是由當時的社會文化來界定，人類對大自然運行真理的認知與解讀極其有限，因此態度要謙遜，去深層瞭解生態平衡的必要性；要瞭解到，若我們不努力維持這樣的平衡，人類文明就會在不同層面產生危機。

我們無法準確定義什麼是生態平衡，每個人對自然平衡都有不同的意見，所以在做決定時，開放的態度很重要，要避免採取狹隘無彈性的態度與方法，並且做決定時的社會溝通與互動非常重要，因爲，沒有人真的知道、或能定義什麼是真正的自然世界。

為流感做好準備

做為世界知名的醫學史專家，馬克哈里森教授擅長研究古今中外各種傳染病及面臨疫病的種種社會問題，他對於傳染病大流行的定義、病毒危機的成因、到預防的重點，還有社會信任度對疫情控制的效果，給予了我們專業的建議。

傳染病大流行的定義

對於現今社會面臨的流感問題，馬克教授從傳染病大流行(pandemic)的定義談起。這個詞經常被誤用，所謂的「大流行」有學理上的定義：只要發生頻率多於之前兩倍的、就稱爲大流行。

因此如果一個病毒之前並不存在，只需要幾百個病例就是大流行。非典(SARS)雖然威脅到很多人，但其實全球只有八千五百多個案例而已，算是一種比較容易處理的新型病毒；一般性的流行還包括季節性流感等等。

然而，有的流感影響甚鉅，甚至能讓醫療系統緊繃到極限；流行當

所謂的「大流行」有學理上的定義：只要發生頻率多於之前兩倍的、就稱為大流行。

時，大部分人都被病毒影響，病毒甚至造成許多人死亡，影響範圍之大，讓平時的醫療服務系統無法處理。最明顯的例子就是1918—1919年的西班牙流感，當時全球至少死了兩千五百萬人。

馬克教授認爲，接下來會造成多個國家受感染，感染人口及範圍甚鉅的流行，一定是流行性感冒的病毒，這是最容易也即將發生的大流行。假如我們接下來要面對的是像西班牙流感那樣嚴重的疫病，那麼即使世界上擁有最先進醫療服務體系的國家都會感到棘手。

訪談：瞭解病毒危機的成因

士培：前幾次訪談我們提到世界都市化、貿易、運輸、以及疾病等等，似乎所有的元素彼此息息相關，互為因果。您對這方面有甚麼看法？

馬克教授：我們先從貿易與疾病開始談好了。在我即將出版的這本書，我提到了貿易與疾病的關係，涵蓋了約七百年的時間。在最後兩章我討論了近代的部分，研究疾病在人、動物、與植物之間的關係。

許多疾病像流感，是動物之間會交互傳染的，尤其是豬禽類與人類。這些人畜共通的疾病，無法單獨研究病因，必須整體來看。書裏

有可能帶來病毒危機的，是與動植物有關的運輸。目前最危險的是長途的家畜運輸—這裡指的是活體運輸。

我提到一些例子，像狂牛症(BSE)，非典流感(SARS)，及最近發生過的流感，包括禽流感與豬流感。這些疾病都與貿易有很複雜的關係。

其它我沒有探討的疾病，像登革熱，也是與貿易息息相關。登革熱就與輪胎很有關係，殘留在輪胎內的水分通常餵養蚊子，而這些蚊子就成為傳染登革熱的病媒。因此登革熱可以說是近代因為天氣暖化，以及世界貿易所使用的各種輪胎而形成大傳播。當然其它因素還包括快速卻沒有規畫的城市發展。由於缺乏規畫，城市中有許多死角及積水處，導致蚊蟲大量繁殖。這只是其中一個疾病與貿易的例子，還有其他數不清的案例。我書裏只對剛才提到的三種比較重要的近代疾病做深入研究。

一般若是沒有直接與動植物相關的貿易運輸，雖然不會直接與病媒接觸，但也都與人的流動有關，比如說參加世界貿易商展等等，大型的人類聚合處，都有可能造成傳染。

但是其實當今比較有可能帶來病毒危機的，是與動植物有關的運輸。目前最危險的是長途的家畜運輸——這裡指的是活體運輸，不是肉類製品。尤其當這些被運輸的家畜通常都是從密集工業養殖場裏出來的，這兩個危險因子加在一起就更嚴重了。

這些養殖場簡直可以稱為病菌養殖場，許多人畜共通的疾病就是從這些養殖場

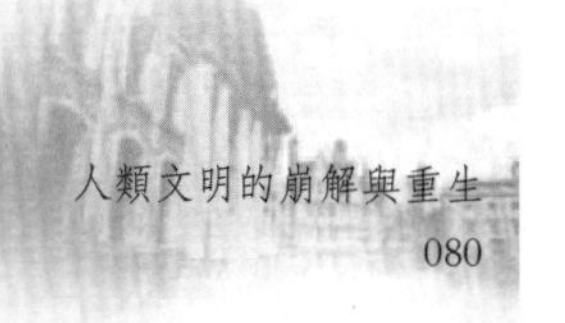

變種出來的。幾百隻的雞鴨與豬養在一起，很容易產生病毒變種及交互感染。這也就是為什麼近代有這麼多的流感爆發，因為這些工業養殖場在近代數量大增。

回到你問的問題。是的，都市化、全球貿易運輸與傳染病，全都是息息相關。面對可能的危機，重要的是要去了解成因並想辦法解決，這才是有效的預防。

預防流感的最重要點：注意造成病毒的環境

通常當人們談到預防流感等疾病時，大部分的討論重點是：萬一疫情爆發，如何爲下一波世界性的流感做準備。也就是說，所有討論的預防方式都是如何隔離、如何掌握監控疫情、如何辨識個案、或是如何囤積疫苗或藥品。

然而，最重要的一點卻被人們忽略了：也就是造成這些病毒的環境，一個容易讓病毒不斷突變成長，並傳播到各地的環境。這個重點反而沒有被提出來討論。所有我們提過的大量養殖業，養殖場的環境，病毒如何在密集混雜養殖之下變種而傳染到人類等等，都是流行病的重要因素，並且是我們比較可以先去掌握的預防措施。這些，都沒有被列入討

人們談到預防流感等疾病時，往往忽略了最重要的:就是造成這些病毒的環境，一個容易讓病毒不斷突變成長，並傳播到各地的環境。

論，許多人都不知道它的重要性。

了解流感病毒成因

因此，當他在與大眾溝通時，會希望讓大家了解，爲什麼我們現在會面臨到這些病毒威脅。這些會發生的事情都不是偶然的，換句話說，都不是自然演化的結果。

會發生，是因爲人類的消費習慣改變，也許是因爲搬到都市居住的人們比較依賴別人來提供食物，也許是因爲住在都市的人比較富裕，跟以前的苦日子比起來都市人希望多吃點肉類。牛、羊類的反芻動動物比較難快速長肉，因此比較容易生產肉類的動物就是所謂單胃的動物，像雞鴨豬等等。偏偏大量的養殖豬雞鴨容易帶來人畜共通的疾病，尤其豬的基因與人類比較類似。

簡單的說，我們的飲食習慣造成了現在大量流行病的危險因子。這並不是要倡導吃素，但是我們應該要了解，自己的飲食習慣就是造成問題的原因之一。如果能好好思考，也許可以稍微改變一下自己的飲食習慣，而不是繼續工業式的飲食，天天吃許多肉。

同時，住在城市裏，沒有自己養殖或種菜的習慣，而去依賴別人提供食物。這也是造成疫病的原因之一。這些問題都可以從個人、從

我們的飲食習慣造成了大量流行病的危險因子，一切必須從改變飲食習慣，減少依賴別人提供食物，降低工業式的飲食做起。

機構或是政府的角度來探討。國際組織也應該要重視這項問題，討論如何規範長途牲畜動物貿易等等。

注意生活習慣

馬克教授認爲與民眾溝通預防疾病觀念的同時，不只是要教導他們如何做好個人衛生，去注意各種可能的傳染源，避免人跟人之間的傳染，還要讓人了解疾病爲什麼會產生，以及如何從個人的生活來落實預防。

要預防流感，個人要注意到傳染的途徑，還有如何全面去阻斷它。學校機構也必須好好執行，教導學生及家長該如何做，同時將這些生活上的小措施變成常規性的日常措施。

同時，以個人而言，不同的免疫力也會產生不同的結果。雖然同樣的流感在不同人的身上會產生不同的反應，有時老人幼兒較難抵抗病毒，但有時卻是年輕力壯的人被襲擊。但大體而言，維持自身的免疫力顯然是個比較好的預防方式，通常能讓人熬過最糟的流行期。因此，教導人們從事可以增強免疫力的方法，像吃得健康、多喝水、運動、靜坐、優質睡眠，戒除抽菸、喝酒等不良嗜好的健康生活模式。

個人之外，機構也可以有許多預防方式。許多時候可以利用高科

人們應從事可以增強免疫力的方法，像吃得健康、多喝水、運動、靜坐、優質睡眠，戒除抽菸、喝酒等不良嗜好的健康生活模式。

技輔助，如機場或火車站的檢疫過濾……等等各種公共場所的措施；但說實話，這些高科技的功能通常是被高估了。用隔離的方式也許在某種程度上有效，但是對於流感等疫情如果只依靠隔離其實用處不大，特別是群眾聚集，或是當疫情擴大的時候，疾病傳染太快了，隔離的效果很有限。

社會信任度影響疫情控制效果

從許多研究看來，比較以往對於疫情控制得當及控制不當的地區，兩者很明顯的分野在於政府、醫療部門、及一般人民之間彼此的信任度。

當一個社會結構比較分裂、隔離時，就比較難以去預防或處理任何流感及疫情的爆發。印度就是這樣。爲什麼?因爲人民根本互相不信任，他們也不信任政府。

另一個例子就是：在非典流感(SARS)爆發期間，有些人類學家研究認爲，與香港比較起來，台灣地區防疫效果較差的原因，也就是兩地人民對當地政府信任度不同。

人類學家指出，雖然台灣是個民主地區，但是人民對執政者的信任度相對比香港地區的要少。比較起來，香港雖然不是民主地區，當時

政府、醫療部門、及一般人民之間彼此的信任，都有助於全面控制疫情。

的媒體卻扮演了民主代理的角色:幫平日不敢出聲的人民道出對疫情的恐懼，同時替政府說明人民應做的配合措施。人民對政府的信任多少與媒體(電視、報紙、廣播等等)的報導方式有關，香港當時做了一個很好的示範。反倒是民主的台灣沒有出現這樣的成效。研究說，由於台灣政治型態大致分野成兩邊，因此許多防疫的措施及媒體角度都被政治的黑暗面牽扯。

馬克教授認爲：古今中外，無論東西方，在一個重要疫情出現時，人民、政府、醫療界之間彼此的信任，對於疫情的控制有非常大的影響。而在當今社會，媒體對這種信任有很大的促成作用。

訪談：媒體報導與疫情控制

士培：您提到媒體對於社會彼此信任有很大的關係。有人會認為，因為台灣是個民主地區，媒體因此有比較大的言論自由，您認為呢?

馬克教授：媒體的確扮演了重要角色，但是不是和言論自由有關，其實有待討論。我聽過曾經處理過非典(SARS)疫情的人員表示，香港媒體雖然當時對政府也有一定程度的質疑，但是在報導人民恐懼時仍然盡量維持政府的權威與專業。民眾覺得他們的聲音有被聽到，但媒

如果黨派之間分裂太深，人民會不知道該信任誰，造成防疫措施無法達成預期效果。

體仍然是支持政府的。在一個缺乏民主的地區，媒體替人民發言，也就像是代理了民主的角色，同時也可以讓政府透過媒體安撫民眾。

同時，有些人表示：在台灣，媒體因政黨分野而分裂，不同的媒體站在不同的黨派角度發言，當時的政府無論做任何措施都會被在野黨媒體所批評。由於黨派之間分裂太深，人民不知道該信任誰，造成防疫措施較無法達成預期效果，自然與香港地區比較起來，成效是比較差的。我個人當時不在場，自然無法提供第一手證據，但這是當時許多人所做的觀察與研究。

士培：您在書中對非典(SARS)疫情也進行了探討。既然提到香港，是否請您也分享一下當時中國媒體對此疫情的態度呢？當時大家對中國媒體的印象似乎與對香港媒體的印象不同。

馬克教授：好的。中國媒體的態度，前後有兩個不同重點。

第一個重點是疫情剛開始爆發時中國媒體保持緘默了一段時間，並沒有對病毒介紹及疫情感染範圍做出報導。為什麼會有這樣的態度，據我了解有兩個原因：一個是因為中國傳統上不報導壞消息，因為會影響政府威信，這是中國好幾百年流傳下來的傳統。另一個原因是當時政權屬於暫時真空狀態，因為他們還在選新領導，因此沒有一方有真正實權可以做出全面的決定。當新的總理出現之後，事情就有很大且快速的改變。

第二個重點是，當疫情的消息逐漸擴大到其他國家的媒體都知道了，透由國外媒體的報導，許多國家開始批評中國沒有採取任何行動的事實，接著世界衛生組織對中國做出指責，並要求中國做出對應措施。中國也就是從那開始，有很大的轉變。

從沒有任何舉動，到採舉大規模嚴格的隔離措施，等於是從一極端改變到另一個極端。為什麼會有這樣的轉變？因為他們注意到國外的批評，想要洗刷之前西方國家認為中國不配合的形象烙印。因此也可以說，國際媒體在這方面扮演了重要的角色。

當中國一開始採取措施，他們就非常嚴謹並嚴格執行。我相信現在若有任何類似的疫情發生，各機關會比以前更積極有效的來報導疫情。現在我比較關心的是中國愛滋病的問題，因為民眾普遍不願承認自己有愛滋病，容易又造成疫情的隱瞞及快速傳染的情形。不過這又是另外一個議題了。

社會的分化現象

當疫情發生時，大家會先考慮自己的利益，而比較難去替大眾著想。社會要如何才能和諧地共同解決事情呢？問題在於許多人或

政府採取的行動，往往是綜合許多不同的分歧點，來利用或甚至去創造出一個對自己有利的情形。其實，政府是可以挑起責任，教導人民更多正確的相關消息，及對疫情發展狀況的報導，以減少人民彼此的恐懼，減低不同族群之間的分化。

是機構，是靠著分化人們來獲取利益的，既得利益太大，很難一時之間產生足夠的反動力量。這是個很難克服的問題。

許多宗教或政治人物幾千年來試著去教導人們要考慮別人如同考慮自己。但是，到現在我們還是學不會這樣做，就證明人類，即使只是個人之間，要達到和諧一致是多麼困難。也許在緊急時刻比較有可能做到，大家比較可以克服彼此的衝突，站在同一陣線。可惜的是，有時面臨危機大家都還不一定會團結。

自古以來，凡爲了政治因素分化社會，從中得利的團體，即使在危機時刻通常仍採取分裂的態度，不會因危機而和諧並團結起來。

這種情形較大的隱憂是對個人態度的影響。分裂會讓一個人把自己長久以來的道德理想及信念放到一邊，爲反對而反對。或是變得漠不關心，毫不參與。尤其假如社會分化是被刻意製造出來的—通常是因爲政治因素，以製造分裂的方式來讓一些經濟或宗教分子得到特權，就更難了，這些團體反而會利用危機來加強社會的分化。種種因素都很難去克服。

要如何去克服這些分裂的態度?這才是困難點。我們觀察一個政府，當疫情爆發時，好像很負責地做政府該做的事，但其實它同時是在利用疫情來達到自己的目的，造成民眾不必要的恐慌。舉一個最近的例子: 2009年爆發的豬流感。

豬流感案例起先在墨西哥被發現，接著在許多西方國家都出現案例，包括美國、加拿大與歐洲。大部分的案例都是在西方，而不是在中國及東亞。再加上豬流感明顯是和養豬有關，因此當時的中國政府做了兩件事：一是對進到中國的人做隔離檢疫，外國人或是從疫區來同時有發燒的會被安置於檢疫所等等措施。中國人要是到過疫區而回國，無論有沒有發燒都會被隔離檢疫十天。

第二件事是，政府宣稱，由於此疫情是由豬引起，中國決定暫不進口活豬。這是正確並可理解的。但同時他們也決定不進口所有的豬肉類製品。世衛組織甚至曾向中國表示不需要如此做，因爲只有活的豬隻有危險。中國此項措施，就是利用疫情來提高國內市場，削減國外的競爭力。其實不只中國這樣做，所有政府只要有機會，都會用這樣的手段，歐盟的國家都如此。

不過，這樣的措施會造成什麼後果呢？對於一個較偏遠、對外資訊不足的地區，這樣的措施會製造出對外的恐慌。這絕對不僅僅是對動物或外來肉品的排斥，在許多情形之下它更進而讓人民對外國人感到恐懼，造成本地人與外國人之間的分隔。

因此，政府採取的行動，往往是綜合許多不同的分歧點，來利用或甚至去創造出一個對自己有利的情形。其實，政府是可以挑起責任，教導人民更多正確的相關消息，及對疫情發展狀況的報導，以減少人民彼此的恐懼，減低不同種族之間的分化。

現代人有逐漸不信任政府的趨勢。因為人們從媒體或娛樂文化所學到態度的都是越來越傾向個人主義。大家只會注意到自己及周遭的小圈圈，這樣就會對社會及個人有很大的負面效果。

學習信任與參與

即使我們不停在推廣社區或是永續發展，真正接受並聽進去的人還是少數。大部分的人對環境的變化或是世界的發展仍是渾渾噩噩，事不關己。如何才能克服因長期分裂之下造成的個人負面態度，這是所有的國家多少都會面臨的情形。有些原因相仿，可以採取相似的解決方式；也有些現象是地方特有的，因此在看這樣的問題時必須考慮到不同地區的民情及社會機制。在中國與在台灣的人民對於政府不信任的原因可能不相同，英國人民爲什麼不信任政府原因可能也有所不同。

我認爲，現代社會現象底下都有幾個相似的問題成因：首先，現代人有逐漸不信任政府的趨勢。因爲人們從媒體或娛樂文化所學到態度的都是越來越傾向個人主義。個人被引導去信任自己的經驗，而不是聽信老人家的勸告；人們認爲要去相信專家的言論，而不是政府的言論。這不是壞事，這種態度是很健康的。但若是過頭了，大家只會注意到自己及周遭的小圈圈，這樣就會對社會及個人有很大的負面效果，大家會忽略執政者所呼籲的事，只關心自己的生活。

另一個因素是，當人們住在一個很商業化的環境時，社會環境會

社會環境變得物質化，所有的活動都繞著滿足自己的物質需求；虛擬世界取代甚至勝過了實際生存的世界；容易讓人忽略自己實際身處的社區和政府該做的事。

變得很物質化，人民所有的活動都繞著要如何滿足自己的物質需求。這樣的需求其實不是真正的需要，因此對於得到的物質也不會保存太久。人們所有的生活變得在追求新的物質商品，而比較不去思考自我，或考慮如何增進人際關係。他們不會對社區產生認同感，更別提對國家的認同感，連對生活周邊地區的認同都很欠缺。

第三個原因是因爲現代某些科技能很有效的將人們聚在一起，但相當也有一些副作用。例如網路、虛擬社區等等，能將世界各地的人互相聯繫上發揮很大的功用，但若用得不恰當，人們就會將生活大部分的時間用在虛擬社區，而忽略周遭的人際網絡。也就是虛擬世界取代、甚至勝過了我們實際生存的世界，讓人們也許有個千里之外的摯友，卻不知道自己鄰居的名字。這也容易讓人忽略自己實際身處的社區和政府該做的事。

還有許多其他原因，但這三項是我覺得目前最重要的，也是許多國家面臨到的同樣問題。以這三個現象爲基礎，再加上地方因素，像是不同的歷史文化風俗等等，就可以具體分析出爲什麼一個地區人民無法信任政府的原因。

因爲成因複雜，又牽涉不同面向，很難有單一全面的解決方式，而必須從不同方面來進行。

我們可以從個人開始，從機構開始，最終改變執政者與當權者的想法與觀念，讓他們不單單是容忍這些改變，還要進一步協助我們改變。

比如說，在解決人們身處環境的孤獨及隔離感時，告訴他們：也許身處的環境不盡理想，但他們仍然可以去做一些事，也可以鼓勵周遭鄰居一起參與；這都可以用一些非官方的方式來達到動員的效果。

可以從一些對大家都有益處的事情開始，比如說，英國最近有個有趣的現象：鄰居們聯合起來向政府徵求一小塊廢棄土地來種菜，這就是方法。向政府要求一小塊地的使用權，或是跟地主商量用地來種菜，大家分享收成。當街坊鄰居一起種蔬果，天天見面，就會培養出對現實社會的真感情。

第二個方式是可以建造出一個新社區，社區人民彼此生活相處方式和其他地方完全不同，可以起示範作用。這也是滿重要的。另外一個方法是給人們一些新觀點、新想法，讓他們激盪出怎樣發展本地經濟同時又不會變得太物化，保留一些精神文明的方式。

我認爲在跟人民溝通的同時，重點是要給予很實際的意見，讓他們知道怎樣去過另外一種生活。因爲雖然現代人過著一種個人主義並孤獨的隔離生活，也對於充滿物質的日常生活感到一定的滿意度，但是我想大部分人還是偶爾會有些疑惑，因爲這樣的生活方式並無法真正獲得心靈上的充實感。因此，當他們遇到個人危機時（或純粹因爲生活枯燥），有機會見到不同的生活方式，並能得到如何從實際面去改變生活的具體建議，我相信當生命遇到這樣的瓶頸時，人們是會改變的。

所以說，我們有各式各樣的方式可以著手，可以從個人開始，從機構開始，但

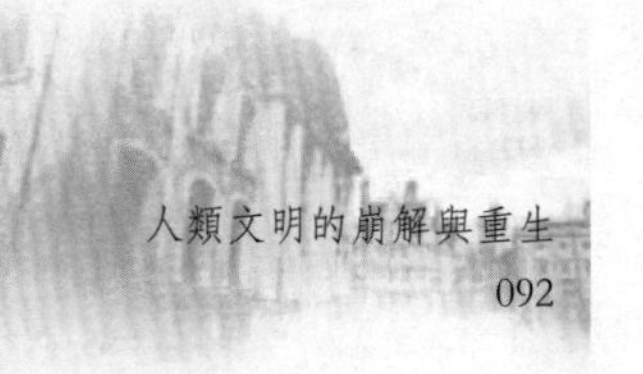

最終我們都必須改變執政者與當權者的想法與觀念，讓他們不單單是容忍這些改變，還要進一步請他們協助我們改變。讓他們了解其實這樣做對他們自身而言也是有利的，他們才會協助擴大範圍。

感謝馬克教授的分享，這會對許多華人有很實質的幫助，不管是個人、機構、還是當權者，我們都看到了一絲可以改變的希望。

第二章 寒冬與挑戰

面對轉型期

只要人們願意清楚瞭解現況與積極面對，奇蹟就會展現於行動之中。這不只是轉變而已，透過大家的力量，崩解可以轉化，成為美麗世界。

人們常說，世間永不改變的就是變動。人性戀舊，總希望抓住片刻的幸福，希望熟悉的環境不會改，老家永遠是最遙遠的想念。

這就是人們可愛的地方，雖然各種新商品吸引人，但總有幾件怎麼也捨不得丟的老東西，日積月累堆滿雜物卻一樣也清不掉。除了物品之外還有環境，不管處於怎樣惡劣的環境住久了，也就習慣了。

但是接下來，我們的時代即將面臨社會與環境轉變。爲了幫助人們做好心理準備，這一部份訪談重點是「轉化」或稱爲「轉型」：社會經濟的變化，加上環境氣候的轉變，我們稱之爲轉型期(Transition Period)。

為什麼是「轉型」，而不是「轉變」呢？因為存在希望

我們相信世界最終會變好，相信人們只要願意清楚瞭解現況與積極面對，奇蹟

就會展現於行動之中。所以這不只是轉變而已，透過大家的力量，崩解可以轉化，成爲美麗世界。因此，本章也談到實際的建議與提醒，讓大家真正面臨到問題時能及早準備，互相扶持，讓我們攜手一起度過這個轉型期！

訪談：變動的轉型期 提供重生機會

士培：無論是因為石油危機，氣候改變，或經濟因素，當現有物質社會被迫轉變，人們不得不面對食物短缺、能源危機，社會失序等問題時，我們就進入了一個變動的時期，也就是此書所稱的轉型期(transition period)。對此您有何看法？

馬克教授：這確實是一個變動的時期。會不會轉型？我相信會有的。如果我們有個夢想，希望社會最終達到的目標，一種充滿期待的生活方式，那麼就可以稱之為轉型期，這種變動提供了重生機會，好比我們現在瞭解社區型態的生活方式可以彌補現代社會產生的漏洞，這同時是長期必要的發展趨勢，那麼朝這方向努力，就可能讓變動的社會轉型慢慢趨於穩定。

不久，世界會面臨許多相同的問題，比方環境問題、核子危機或

在轉型期必須仔細分析大問題的成因及其對每個地區的影響，針對不同地方做設計，方能達到轉化世界並朝著新秩序穩定發展，否則有可能導致社會長期的分裂與瓦解。

戰爭威脅。相對的，即使有危機，每個國家面臨的情況有所差異，對各自內部各個階層、年齡層、職業的人群而言，對生活所產生的衝擊也不同。也就是說，接下來即使全球遇到同樣的狀況，每個國家都有個別需要處理的問題，無法將同一解決方式應用在所有地方。

因此，在轉型期必須仔細分析大問題的成因及其對每個地區的影響，針對不同地方做設計，方能達到轉化世界並朝著新秩序穩定發展，否則有可能導致社會長期的分裂與瓦解。

不同國家　面對的問題不同

面臨這種轉變，我們必須事先全盤考量清楚，預想狀況。比方接下來溫室效應對赤道附近的國家影響最大，由於氣溫較高，這些國家有可能面臨乾旱或暴雨，導致農業灌溉用水及家居清潔用水不足的問題。不幸的是，靠近赤道的熱帶地區國家多數比較貧窮，面對首當其衝的嚴重考驗，這些國家在出狀況時很可能根本無法進行大規模的災後處理；大片地區乾旱或水災，導致無法農耕，人民沒有東西吃、居無定所，這些國家政府沒有能力解決，只能遷移災民。接下來，如何提供足夠糧食及安全的避難所，就得靠國際援助了！這段期間，一些國家會有大量的難民問題及移民危機，光是想像大量難民要如何移居到新社區，就有非常多的問題需要解決了。

其他國家情況又不同，同樣是溫室效應，對每個國家影響都不一樣。例如英國可能要注意的問題是洪水與大雪。當然，溫室效應對某些國家可能一點影響也沒有，然而對他們而言，也有其他問題，諸如社會亂象等也許更緊急一點。

在轉型期，許多發展中國家面臨著快速都市化的後果；而大部分的西方國家已經過了這種轉變。對於這些發展中國家，馬上面臨到的問題是環境污染與傳染病，所以必須事先考慮到各種食物供給的來源問題，隨時可能有爆發疫情的可能、紛擾不斷的小型社會犯罪，甚至亂民反抗等一些很急迫必須馬上處理的問題。

雖然如此，對於發展中國家，我們也看到一些可長期解決問題的方式。實際來看，每個開發中國家勢必會繼續發展都會區，不過，若他們政府也能發展永續鄉村建設，且在兩者之間做好管理與平衡，將是很有效的解決方式之一。我們瞭解，建設需要經濟發展的基礎，因此鄉村生態社區的經濟發展會是個重點，好讓當地人民有意願住在生態社區裡而不是進城市發展。在中國及印度地區，這會是轉型期很重要的發展：以結構性的方式解決問題，不僅創造出新經濟，同時可解決快速城市化帶

鄉村生態社區的經濟發展會是個重點，好讓當地人民有意願住在生態社區裡而不是進城市發展。

來的危機，對國家長期發展也是很好的。

訪談：我們為何面臨挑戰？核心問題是：現代人的生活缺少靈性

士培：之前您提過，不同的表徵可能是同一個問題所引起的，除了氣候問題之外，還有一些我們將面臨的挑戰，您認為是否有最核心的導因？

馬克教授：許多原因都互為關聯，例如物質主義、人與人、人與自然之間的疏離其實都互為因果。若真要我講出一點，我會說，現代人的生活少了一些靈性(spiritual)。用靈性文化來形容也許模糊不清，我想要表達的其實是個很精確的概念，現代社會的人缺少了直覺，一種靈性自覺，這種自覺能讓人很清楚感覺到所有人類其實是一體的，自然會去重視人性的相處。這樣的價值觀不把人或其他生物視為物品看待，反而會去重視他們真正的價值：本質的價值，不是市場上的經濟價值。若人們懂得珍惜，就會將身邊所有人事物活動都視為目的本身，而不是當作手段或工具。

現代人缺乏欣賞人物本身價值與美的能力，其實這問題和物質主義相輔相成。人們缺乏欣賞價值的能力，也可說是因為不滿足而

對於個人的精神面及整體社會缺乏人性面的問題，任何國家政策及國際援助都無法幫上忙。我認為這是在轉型期社會將面臨到的最重要挑戰。

渴求外在物質，這是一個銅板的兩面，也就是人類目前遇到最根本的問題。

士培：是否可以這麼說，在這個轉型期，我們每個人遲早都得檢視自己內心這一點。無論是因為外在環境而被迫去適應物質較缺乏的世界，或是被迫看到自身因缺乏精神價值、感到生活沒有目標而必須想辦法調整恢復到精神面，都會帶領我們朝同一個方向走。

馬克教授：是的，轉型期勢必是不舒服的。有些國家的項目可以盡量去幫助人民，如重新分配預算等，改善人民基本生活條件，但是對於個人的精神面及整體社會缺乏人性面的問題，任何國家政策及國際援助都無法幫上忙。我認為這是在轉型期社會將面臨到的最重要挑戰。

若我們朝著好的方向轉變，長期的目標將是：重建對所有人事物本身的尊重，重新發現人性，找到一種與現在市場經濟不同的價值，存在的價值。

訪談：只有從個人開始改變　才會有轉機

士培：要重建價值，是否得先打破舊有的價值呢？否則原有的思維已

長期的目標將是：重建對所有人事物本身的尊重，重新發現人性，找到一種與現在市場經濟不同的價值，存在的價值。

根植於我們腦海甚至潛意識，即使有人說：我做這個不是為了錢！但是舊有的價值系統依然會影響我們怎樣看待事物，或是判斷一個人是否有用。

馬克教授：的確如此，只能靠自我不斷檢視，從個人行為上慢慢修正。所有的判斷都是心智活動，因此改變是可能的，當大部分的人想法改變，接下來就會有一個較大的集體突破，也許政府或機構願意參與這樣的價值重整，社會就會跨出一大步。

另外一種可能是，相同想法的人會建立相同價值觀的社區，並依他們相信的價值體系營造社區生活，這些人也許也可以得到政府或機構的幫助，而逐漸成為周遭的榜樣。據我所知，在中國已經有類似的成功範例了。其實，無論政府有沒有幫忙，最終還是要回歸到每個人的省思與行動，因為只有個人開始改變，才會開始有轉機。

所有的判斷都是心智活動，因此改變是可能的。

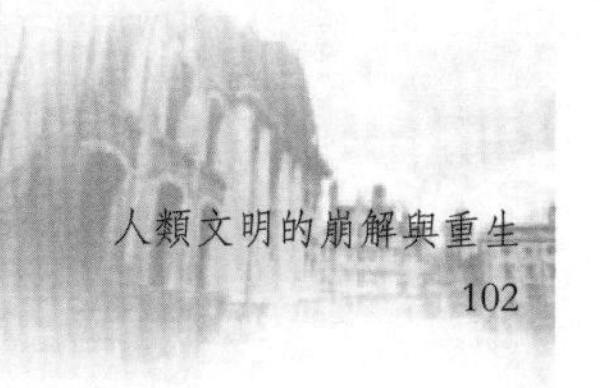

當流感蔓延

快速城市化可能引發病毒危機，當流感蔓延時，除了仰賴醫療體系外，還有什　方式是我們可以做的？馬克教授告訴我們，除了提升免疫力之外，調整情緒也是很重要的。最重要的是，無論疫情如何嚴重，也要對未來保持希望。

醫療與流感

大部分國家的主要醫療系統爲西醫，即使人民有健康保險，許多醫療部門依然要靠政府的補助。流感病毒可能是接下來開發中國家即將面臨的危機；不只如此，還很有可能演變成全球性的流感。面對流感，醫療制度可能會面對怎樣的挑戰？是否會造成醫療系統癱瘓？

醫療制度是否能起作用，得看疫病傳染的嚴重程度，如果疫情大到讓醫療制度癱瘓，代表社會必定面臨巨大問題，導致一般醫療服務沒有作用，人民於是被迫必須運用到個人資源。

實話實說，像流感這類疫病，是不太能做甚麼具體治療的，有一

像流感這類疫病，是不太能做甚麼具體治療的，人們最後只能靠自己。屆時，國家能做的事，就是依程序照顧病人，增加病人的免疫力，讓病人多休息、自己恢復。

些比較富裕的國家也許會先囤積疫苗或克流感，假設這些疫苗有效，初期還可以控制一些傳染案例，同時使用抗病毒藥物來治療；但是大部分的國家都沒有這樣的條件，即使富裕國家都不一定能做到，若沒有足夠抗病毒的藥，或藥效的作用不大，人民最後只能靠自己。屆時，國家能做的事，就是依程序照顧病人，增加病人的免疫力，讓病人多休息、自己恢復。這種照顧的方式已經超出科技的範圍，非西醫也做得到，其實西班牙流感到最後就是這種情形。

到那時候，讓病人自己慢慢恢復，是唯一的方法。西醫能做的只能治療輕微症狀，讓病人用營養及休息增強免疫力。至於一些較不依賴西醫系統的國家，反而比較知道要怎樣做，他們擁有比較多的另類醫療知識，平時做好自行保養，知道如何用草藥或飲食養生，普遍來說，也比較知道怎樣在生活起居上照顧病人。因此，當疫病大流行或是流感發生時，這些擁有當地醫療常識的國家，即使人民無法就醫，疫情也不一定會比西方國家還要嚴重。

運用藥草、食療、傳統療法

當代多數的西方國家完全仰賴西醫，根本不知道如何解決一些身體的小毛病，許多傳統保健知識都產生斷層而失傳了。一百年前的西

大家越來越喜歡快速的解藥，甚至連感冒這樣的小病都希望能吃藥減低症狀，好像對吃藥上癮似的。雖然感冒藥的確能減輕症狀，但是大部分人卻不曉得，其實可以利用天然食材或草藥來達到相同效果。

方世界，若遇上流感，每個地方都有一些家傳的當地藥草知識；也許五十年前也都還可以找到這類結合自然的治療方法。

但是到現代，大家越來越喜歡快速的解藥，甚至連感冒這樣的小病都希望能吃藥減低症狀，好像對吃藥上癮似的。雖然感冒藥的確能減輕症狀，但是大部分人卻不曉得，其實可以利用天然食材或草藥來達到相同效果。現代人連小病痛也不曉得如何自我治療，例如遇到頭痛時，有許多人都不知道該怎辦，只會吃頭痛藥。

在這方面，東方人一直都很重視食療，還保留許多藥膳食譜等，幾乎大家都知道冬天要吃甚麼比較補氣血。其實以前西方也有類似的配套，歷史上有許多用食物來治療病人的例子與方法，也注重調配及控制飲食，平衡身體狀態，保持健康。

西方盛行的體液說

醫學之父希波克拉底提倡的「體液說」，直到兩百多年前都還盛行於西方世界。體液說認爲人體有四種體液：黑膽汁、黃膽汁、血液與黏液，要保持健康，就要好好地維持這些體液的平衡。每種體液都代表不同的特質，每個人天生的體質都有點不同，例如有些人天生體液組合不均衡，黃膽汁太多，或是血液太少等等，這時就需要用食物來長期

食物在當中總是扮演很重要的角色，人們相信各種食物有不同特性，若好好調配餐飲，就可以重新恢復身體健康。

調養，平衡身體；深入舉例探討：若一個人體質黏液較多，黏液比較溼冷，那麼他的呼吸道就比較容易受感染，也就比較容易感冒，因此要多吃熱性的食物。

各種體液也會影響個性，不同的體液組合，隨著不同的成長階段，又會交互影響而有變化。例如，人在青少年時期血液都會增加，因此青少年男女比較容易受到血液特質的影響；到其他的人生階段，或是黏液增加，或是黑膽汁增加等等，都有所不同；除此之外，體質也會受天氣及生活方式影響。因此，當時醫療的主要目的，就是預防體液不均，或重新找到平衡，而食物在當中總是扮演很重要的角色，人們相信各種食物有不同特性，若好好調配餐飲，就可以重新恢復身體健康。

訪談：食療與免疫力

士培：這樣的醫療哲學，現代人還相信嗎？

馬克教授：即使後來醫療理論改變，在西方人的觀念裡，食物療法仍有很重要的地位。在一般人觀念裡依然可以找到一些元素，只是人們不知道這些觀念的源頭罷了。比如說，感冒在現代醫學理論中，是指病毒侵入呼吸道系統，但一般人會認為是因為天氣變化而影響到自己的免疫

當地傳統療法也是很重要的醫療資源，通常都會在疫病大流行時派上用場。

力，所以才會感冒。我們可以看到許多類似的例子，即使體液學說早已過時，但人們依然重視食物的療效，以維持身體各方面的平衡；另外，大量的草藥知識也被保留下來，人們會從自家庭院、樹林或田野中採集有用的花朵、葉子或草藥來治病。在我小時候，大家都還保有這些常識，可惜這樣的傳統在現代社會出現了斷層，尤其在都市，多數西方人對這方面的認知已經大幅衰減，很可惜。我想，其他保有傳統文化的地區，也許還比較有機會繼續應用這方面的常識。

士培：您是否建議大家，即使在都市，也可以在自家種些香草藥？或是學習認識哪些植物可以食用、認識療效呢？

馬克教授：會，我覺得從這方面開始很好，雖然植物的效果有限，但可以幫助減輕症狀；有些植物的成分對某些疾病有效，已經被醫學證明瞭。我們要學習分辨哪些是可以使用的、哪些是不能吃的，自己種植的過程就是深入認識的最好方法。最近我發現有些人好像重新開始對香草藥草感興趣，這些藥草不但有用，沒有副作用，也比西醫成藥來得便宜；另外，當地傳統療法也是很重要的醫療資源，通常都會在疫病大流行時派上用場。

訪談：最後得靠自身的免疫力

士培：剛才您提到的西班牙流感，到最後醫療制度無法真正起作用，只能慢慢照顧病人康復，那麼大規模的照顧，國家如何能做到？

馬克教授：其實大部分只能在各自家裡照顧，當然，醫院也會照顧病人，但是病床不夠，並且通常願意長期看護病人的大多只有家人。這種情況也常發生在戰爭時期，在打仗時醫院往往充滿了傷兵，醫療資源非常不足，大部分人都回家休養。

再者，當流感爆發時，大多數不是死於流感病毒，而是死於隨之而來的肺炎症狀；肺炎是細菌感染，因此，若能增強自身抵抗力，身體自然就可以對抗細菌，增加存活率。我們也必須瞭解，若無法得到醫院妥善的照顧，病人要痊癒是很困難的，但這卻是大流行最後階段的唯一希望。讓病人保暖，妥善休息，提供正確的飲食，只能這樣，沒有別的辦法。

訪談：照顧情緒壓力 解析生命 面對憂鬱

若能增強自身抵抗力，身體自然就可以對抗細菌，增加存活率。

士培：也就是說，我們最後只能自救，靠自身的免疫系統來恢復。免疫系統不單只有身體方面可以增進，有時心理或情緒對免疫系統也有很大的影響，您覺得呢？

馬克教授：是的，西方長時期被身心二元論所影響，但是現在情緒對免疫系統的影響越來越被醫界認同。雖然還沒有足夠的實驗證明，哪一種情緒或心理容易導致哪類疾病，但是一般人也都能由自身的經驗發現，情緒壓力對身體確實會造成影響。例如情緒波動大時身體容易生病，或是在長期工作之後，一放鬆就忽然生病了等等。

士培：相對的，許多慢性疾病也會導致沮喪及憂鬱。

馬克教授：憂鬱症，沒錯，會相互影響。

士培：面對疫病來襲，許多人面對家庭和環境的大轉變，多少會陷入不同程度的憂鬱。對於憂鬱症，請問您，除了醫院開的百憂解之外，我們能怎麼做？

馬克教授：百憂解是我盡可能避免去吃的藥，它只會造成服用者對藥物的依賴，不只是因為成藥有其一定的副作用，有的副作用已被證實，有的還沒有被發現；我之所以反對它，還有另一個重要的理由：整個醫療系統對心理疾病的治療方式根本就是錯的。不只我有這樣的

整個醫療系統對心理疾病的治療方式根本就是錯的。正確的方式是採取各種方式，像靜坐、禱告、運動等，維持自己的情緒穩定。

想法，許多心理學家的研究報告也顯示相同的結論。為什麼錯誤呢？因為西醫將心理疾病視為一種身體疾病來治療，好像心靈被細菌感染一樣。細菌假說被應用在心理衛生的治療上，導致人們以為憂鬱症、焦慮症等是個很清楚的目標，可以用藥物來治療。許多心理學家反對，說明心理疾病其實比想像中更為複雜，那是生理因素加上許多社會因素所造成的，往往真正有效的治療都屬非藥物性的，如改變生活方式或環境等等；治療時可以配合藥物，但若只依靠藥物，則治癒效果有限。

我們必須承認，每個人都有習慣性的心理反應循環，當開始感到沮喪時，就可以藉此好好分析，自己到底是哪一點容易受到刺激，導致情緒發生狀況？再運用正確的方式來面對。即使沒有專業醫師幫助或輔導，也可以採取各種方式，像靜坐、禱告、運動等等，維持自己的情緒穩定；每人適合不同的方式，可以找出最適合自己的辦法。無論如何，個人心裡要願意去面對，相信自己可以改變，願意花時間動起來，採取省思與行動，不要被動的只到醫生那裏去領藥，覺得吃藥就可以讓事情變好。

你剛才問，我們可以怎麼做？我覺得除非病到一個程度，其實都

去想想個人的生活方式，慢慢分析造成沮喪的原因，接著嘗試改變這樣的慣性思維或環境，試著從一件事開始改變。

可以靠自己的力量，不需要藥物治療。我們可以做的是，去想想個人的生活方式，慢慢分析造成我們心理的沮喪的原因，接著嘗試改變這樣的慣性思維或環境。通常很多因素會綜合在一起，但我們可以試著從一件事開始改變，這才是最重要的；這不容易，因為這種方式花時間和力氣，但長期看來卻是最有效的解決方式。

士培：是的，人必須對自己的生命有所反思與觀察，才能再進一步找到答案。這讓我想到附屬牛津大學心理學系的一個研究中心，他們經過十年實驗，用佛家內觀的方式治療憂鬱症，結果效果出奇的好，百分之七十的人治癒並且不再復發，已經成為英國健保體制下的一種正式治療方式。內觀治療讓人自我覺察，以自己的力量走出瓶頸，不再依靠別人或藥物。

反思自己的生命可以讓人解釋並賦予苦難意義。另外曾有一個心理研究，調查在二次世界大戰時經歷過集中營的猶太人，發現大部分的生還者有個能力，就是將自身經歷的苦難賦予意義；似乎這樣的人較有韌性，比較不會被困境打倒，您覺得呢？

馬克教授：若能回顧生命，去瞭解為什麼會發生事情的原因，我相信會很有幫助。幾年前我個人就經歷過一段沮喪期，那時我去找醫生，想談談這個狀況，沒想到醫生一聽到我沮喪，也不問我需不需要，就快速地開了抗

去回顧生命，去瞭解為什麼會發生事情的原因，相信會很有幫助的。

憂鬱的處方；我拿了藥回家，考慮了一天，發覺這只是表面的假像，根本解決不了問題，就把藥丟掉了。我發覺我的問題不是身體上的，也不是心理上的，而是之前我們提到的靈性疾病，讓我把自己隔絕於人群與環境之外。

士培：是的。心理與環境的隔絕的確會造成孤獨，若是人與人的疏離感不被解決，當社會忽然被流感所侵襲，面對這種狀況，許多人會感到很無力；面對鄰居甚至親友被流感所波及，整個社會有可能會瀰漫著一股傷痛的感覺。如何在這種大壓力之中保持個人身心的健康是很重要的課題。當然，最好大家能破除藩籬，同心協力，互相照顧。

訪談：理性判斷　斷絕隨意的指控

馬克教授：還有一點我們必須要注意，因為這是每個社會面臨傳染病時，都會遭遇的課題。當人們發現有傳染病流行時，個人與團體會立刻希望為這個事件找到解釋。大家會問：為什麼是我？為什麼會這樣？我做了甚麼事？大家會希望找出各種有意義的解釋。對社

每個社會面臨傳染病時，都會遭遇到課題，大家都希望找出各種有意義的解釋。

會國家來說，這個時期是維持社會穩定的關鍵期，整個社會在承受各種壓力下，事情容易擦槍走火，憤怒沮喪的失控民眾很容易找對象發洩，找理由彼此責怪，無辜的人可能因此變成代罪羔羊，被群眾定罪甚至致死。

上述這些情況不只是個人或地方會發生，歷史顯示，有些是全國動員起來的大規模屠殺行動，任何人都有可能被怪罪：從異族人、外國人、異教徒或外地通商者，尤其是外地人；例如在黑死病流行時，許多猶太人因此被定罪致死。這時若國家沒有處理好，很容易導致動亂，再加上嚴重的傳染病，很可能導致社會崩解。

士培：因此，個人要盡量控制好自己的恐懼與情緒，別太快去指責別人，學會面對自己，好好瞭解疾病的成因與因應對策。

馬克教授：對，因為慢慢地，隨著經歷的進程，我們就可以看到應對的方式，這也是觀察一個國家是否有能力處理緊急狀況與維持國家秩序的時期。有些國家即使遇到最嚴重的災情，仍然能保持一定的秩序，這與平常社會氛圍中是否平和或分裂很有關係。最糟糕的狀況，是當疫情蔓延在政治權力鬥爭當中的時候，即使有最先進的醫療設施，也很難預料到底會發生甚麼事。個人的理智判斷很重

社會在承受各種壓力下，容易擦槍走火，找理由彼此責怪，但是無論如何，一定要對未來保持希望。有希望，生命就有機會持續下去；相對的，能爭取到越多時間，我們的希望就更大。

要，並儘量去勸解身旁因恐懼而指責對方的人。

除此之外，個人可能也要面對失去親友的悲痛，人類以往所習慣的價值系統會被挑戰，進而影響人們對社會、政府、醫療制度…等的信心。大家的壓力會非常大，要處理的事情會很多，但是無論如何，一定要對未來保持希望。有希望，生命就有機會持續下去；相對的，能爭取到越多時間，我們的希望就更大。

士培：是的，當國家社會遇到挫折時，有些人會不分敵友團結一致，有些卻容易更激烈分歧；可以想像的是，若社會分歧，大家的壓力一定會增大，更難好好彼此照顧，爭取生存的時間。看來，在轉型期，如何對待平時與自己意見相左的人，會產生關鍵性的影響。

馬克教授：的確是如此。

士培：我們現在就可以開始做準備，對生命做反思，找到生命價值，慢慢開始學會善解與包容，再加上平時多運動，增進自己的免疫力；當真正疫病來臨時，整體社會與個人身心若有比較完善的準備，較能慢慢度過難關。

馬克教授：我同意，完善的準備與練習絕對是必要的；即使是合作默契與善意，也需要平日的累積。

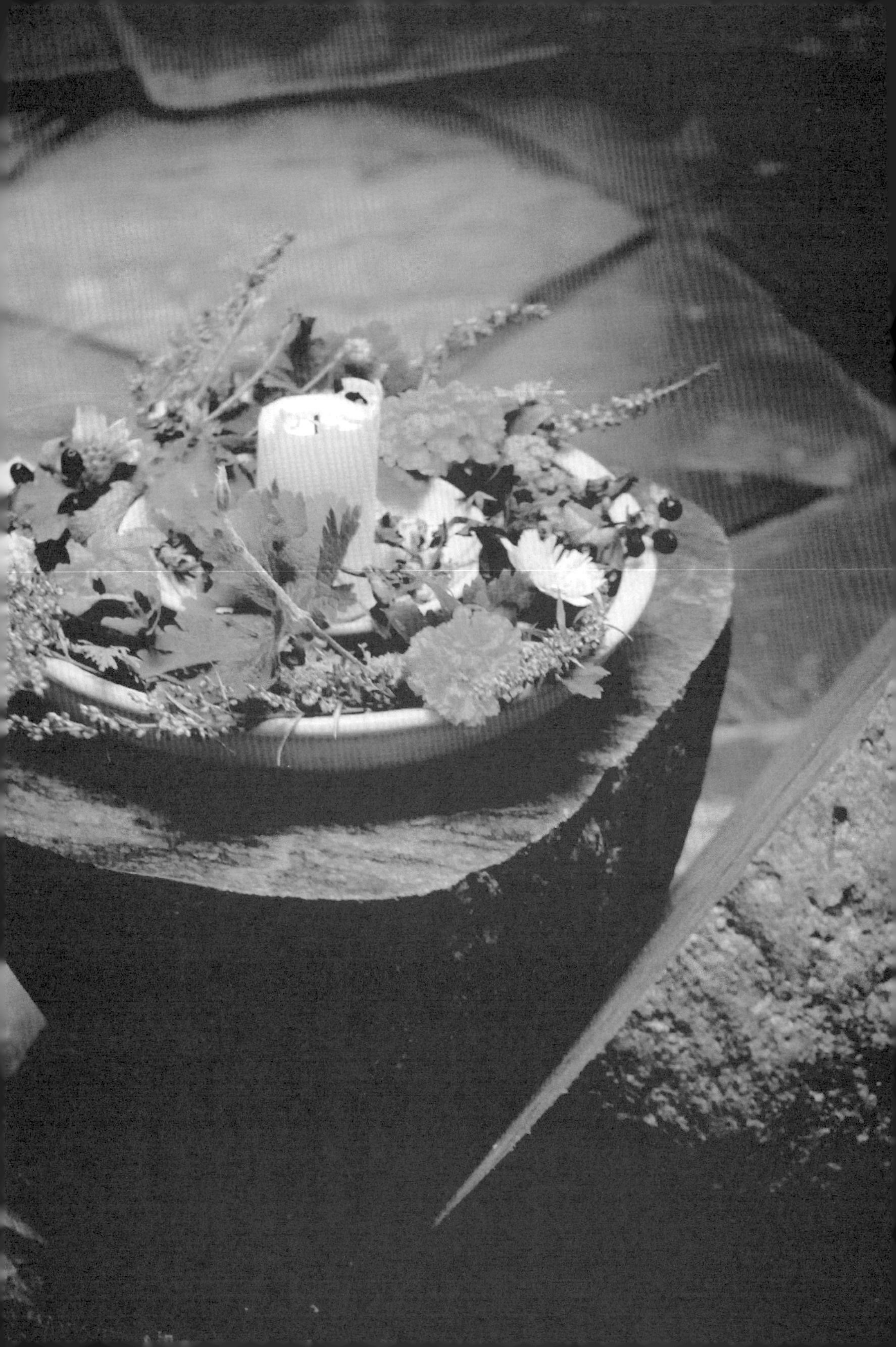

戰爭與和平

在前面談到「物質主義和世界貿易」時，馬克教授提到對於接下來世界能否維持和平的局勢感到擔心。

雖然各地區多少會有些緊張，但基本上大部份國家還不至於導致戰爭；他個人比較擔心的地區，是伊朗和巴基斯坦。這兩地的問題目前都被世界所忽略，我們可以看到在巴基斯坦與伊朗邊境，不同伊斯蘭教派發生許多衝突，直接影響到亞洲安全；同時，較偏激的巴基斯坦與印度邊界的關係也持續緊張。巴基斯坦的解體，可能會是引爆世界的一個危機點。

能源問題將增加國際緊張情勢

另一個可見的危機是能源戰爭。除非先進科技快速發展出另類能源，能完全代替石化能源，否則能源出產地將會發生一系列緊張關係，各國都想控制這些地區。

在南北極已出現有國家爭地的事情發生：加拿大與俄國在北極爭取掌控權；南極也逐漸被許多國家劃地宣佈領土，英國也是其中之一，利用南洋小島福克蘭全島的部分所屬權來爭取南極土地。因此，接下來的十到二十年，因爲搶奪資源，可能會

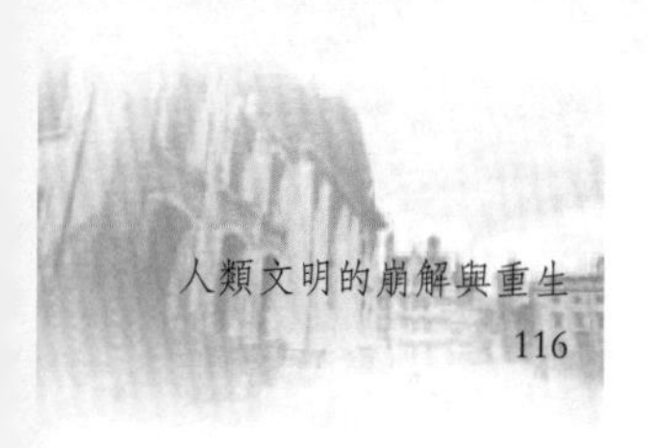

發生各種危機事件；雖然不容易導致戰爭，但是會大幅增加國與國之間緊張情勢，形成了國際間的合作難度。

難民將會是世界接下來的大問題

在這樣的轉型期，各國可能更多傾向保護主義，避免外國人進入自己國家工作而搶走經濟資源。這樣的措施會導致更多的分裂與不便，在聚集許多不同人種的國際化城市，容易造成社會緊張。

這種緊張關係已經存在，而這些問題都是關連的。移民勞工大多來自很貧窮的地方，如東歐或非洲。爲什麼這些地方貧窮？很多是因爲內戰。西方社會依然會被遠方的戰爭所影響，所有的環節都是連在一起的。

不止是戰爭，只要國家內部不穩定，就會有大批移民，規模龐大到難以想像，沒有人知道會發生甚麼事情。非洲現在就已經有戰爭了，南撒哈拉地區戰爭已持續很久了，這些戰爭對歐洲的影響目前是間接的，但難民將會是世界接下來很大的問題。

訪談：問題根源──社會轉變 導致傳統價值消逝

士培：人真是很複雜，戰爭不一定是為了爭奪，有時是為了一個執著或極端想

法，不可不慎。

馬克教授：人會為了思想的絕對而發動戰爭，有時是綜合思想與經濟因素。世界上已有許多會導致戰爭的極端主義，現在再加上資源爭奪，世界發展的趨勢的確令人憂心。

士培：是否對思想與教派上的戰爭而言，彼此的理解是唯一的解藥？但是這需要國家大規模有計畫地去進行整合，如果只是個人的力量，容易因社會整體價值而被埋沒。

賈絲婷．夏碧羅（Justine Shapiro）、卡洛斯．波拉多(Carlos Bolado)的紀錄片〃美麗天堂〃讓我印象深刻，拍攝當時回教與猶太教孩子彼此之間所產生的友誼，導演在最後甚至都哭了。可惜兩年後導演再度訪談這幾位小孩，發現情況悲觀得令人難以接受，這些小孩已然深處在仇恨的環境裡了，他們不是漠不關心，就是對和平感到悲觀。

馬克教授：通常有問題的都不是個人，而是去把問題擴大成分裂仇恨的權力份子。這些少數人刻意製造分裂與仇恨，以穩固他們自身的地位，妄想在資源爭奪戰裏佔有優勢。

有時是控制資源，有時控制社會不讓它改變等等，假借一個自以

挑起戰爭的通常是把問題擴大成分裂仇恨的權力份子。這些少數人刻意製造分裂與仇恨，以穩固他們自身的地位，妄想在資源爭奪戰裏佔有優勢。

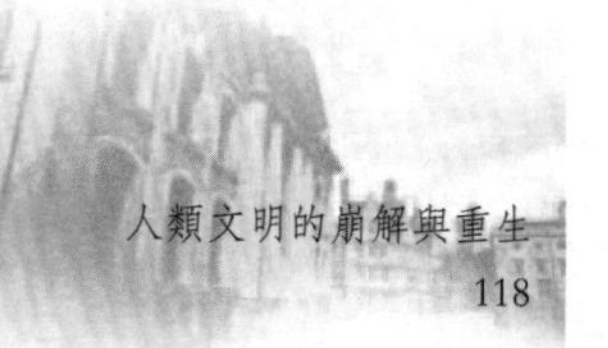

為正當的名義，如宗教信念，作為戰爭的理由，例如伊斯蘭基本教義派的崛起，部分是因為他們覺得舊社區與社會價值被西方世俗的資本主義與全球化所侵蝕。

事實上，只要走到巴基斯坦的卡拉奇(Karachi)看看，會發現那裏幾乎與西方世界沒兩樣，到處掛著西式廣告，顯示出「西化」並非為當地多數人所排斥；然而想想看，假如有一個人不喜歡他所看到的改變，不喜歡新的生活方式，就很可能會運用各種文化上的名義做為反對的理由，或利用回教將其正名化，採用極端的價值觀與做法。

大部分的當地居民原先也許沒有那麼極端，只覺得自己的社區生活被城市化影響；但是他們對新來文化的顧慮被小部分的基本教義組織擴大化，逐漸演變成與西方世界水火不容。

再舉一個例子，假設兩個村莊要爭奪水資源，如果過程沒有好好處理，小爭執可能變成大爭執；加上又被有心人冠上宗教的名義，就可能演變成大規模宗教衝突。世上所有的人事物都互相關連，小事件也可能會影響整個社會與歷史。

彼此瞭解，看到共同面

小爭執可能變成大爭執；加上又被有心人冠上宗教的名義，可能演變成大規模宗教衝突。世上所有的人事物都互相關連，小事件也可能會影響整個社會與歷史。

士培：談到世界和平，許多人都覺得很遙遠，彷彿我們無能為力，有些人可能會開始認為顧好自己就好了。針對這樣的情況，您建議人們該如何做？

馬克教授：彼此瞭解，看到共同面。各國釋放善意的人能共同坐下來一起討論，正視各種社會問題和癥狀，並想辦法降低原有的誤解與衝突。最重要的是，要去承認每一個問題後面都有政治社會因素，看起來是宗教衝突的危機，其實本質上不只是宗教衝突，因為基本教義派並不等於都是心理極端分子，許多恐怖份子是在異地異國生活卻逐漸被孤立的結果。

當社會價值慢慢消失，個人缺乏安全感，就容易迷失自我，有些人陷入不斷工作與消費文化；有些人則被不同的團體活動所吸引。這些團體提供人們現成的自我認同與夥伴，例如偶像娛樂團體，或甚至是對社會有邪惡企圖的團體。萬一是後者，個人很容易被團體所吸收利用。

這個問題的根源，就是因為社會的轉變導致人們有失根的感覺。我個人認為，解決長期的基本主義教派問題，這才是需要被正視處理的。戰爭與和平不只發生在巴勒斯坦或以色列，雖然那個地區變成了大家注目的焦點，其實我們身邊到處都有類似的情形發生，每一個人都可以思考周遭各種小衝突背後的真正原因是甚麼，不要只是看表像。

問題的根源，是因為社會的轉變導致人們有失根的感覺。

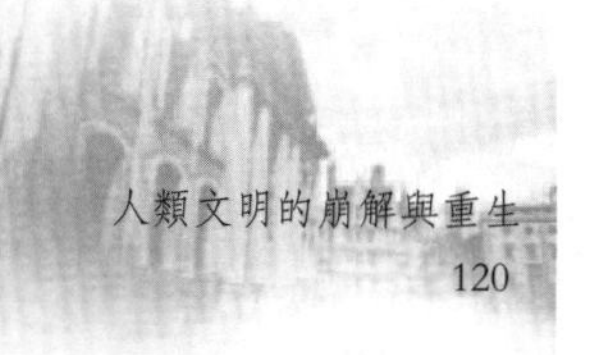

士培：也許問題的根源是恐懼？

馬克教授：也就是不安全感。不管是物質主義或是宗教極端化，大部分都來自於對現有世界產生的不安全感，而長期以來沒有被好好的重視與解決，尤其是處於社會邊緣的人。

肯定自我價值　找到歸屬感

其實每個人都希望被別人肯定自我價值，希望找到歸屬感，所以人們會想找到一個方式展現自我，或是找到一個團體，總要有某個地方可以讓他們覺得找到家、找到同伴了，這些人的孤寂都沒有被注意到；當國家高談怎樣解除恐怖主義時，卻看不到這些被邊緣化的人心理的需求。

對於這類問題，社會主流避而不談，真正願意提出的人卻常被視爲異端，但這卻是各種社會問題的源頭。我們無法把現有的制度一夜之間丟棄，只能努力找出解決方式，或是創造出新價值。

除非我們開始正視問題，各種政治上的、心理上的、環保上的災難都會變得有希望解決。我們要做的，不只是面對而已，而是深入去看問題到底是什麼。

其實每個人都希望被別人肯定自我價值，找到歸屬感，人們會想展現自我，或是找到某個團體或某個地方讓他們覺得找到家和同伴了，這些人的孤寂都沒有被注意到…

如何深入看待問題?

盡量多去瞭解各種事情的真相，透由閱讀、與人交談、蒐集各種片段，讓訊息逐漸拼湊起來，去發現事情的誤區與全面性。

事情不是永遠非黑即白，在人性思維的情況下，各種決定都可以說是合理、也是不合理的，只是人們爲什麼會做出某種選擇或認定?我們需要盡量去瞭解真相。

許多我們所不喜歡的人事物，也許是因爲他們被環境所迫而做的一時衝動行爲或決定，也或許因爲有些人的生命找不到價值。除了瞭解真相之外，並應該爲這些人提供一個出路，試著找出對大家都有益的解決方式，這才是維持和平之道。

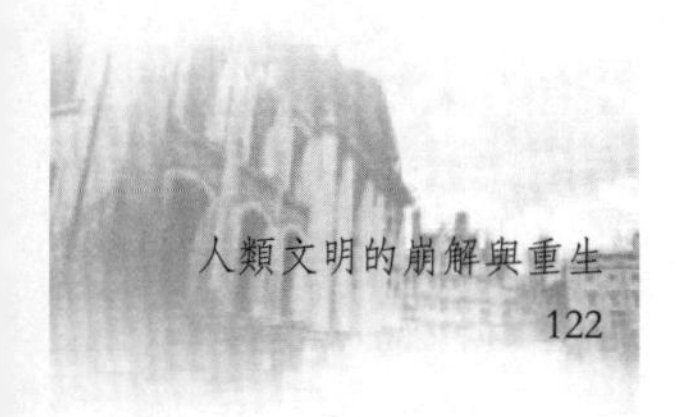

世界的未來

提到人類的未來，許多人第一個想到的就是世界末日。馬雅月曆預言在2012年12月23日之後，紀錄皆爲空白，許多人認爲這就是世界末日的警告，加上電視、電影的宣傳，連小學生都知道2012是甚麼。坊間許多有關世界毀壞的書籍，環保人士對溫室效應的警告、紀錄片，以及北極動物面臨絕種的困境等等，顯示好像真的有很大的危機在等著我們。

同時，社會上也有完全不一樣的聲音出現，評論地球磁場轉變的可能性，聲稱溫室效應並不存在，認爲這些只是媒體的炒作，說2012之類的話題是個含有商機的假言論。

訪談：選擇操之在個人

士培：總結人類歷史，有人認為世界發展到現在七十億人口，經歷過一、二次大戰，以及現在的資本主義，所有這些發展都把人類推向現在這個面臨毀滅的地步。人類文明到現在，是不是一種自然的社會演化呢？

我相信人可以改變環境和未來，雖然這不容易。

馬克教授：不，我不認為這是自然演化的結果，這可以從兩方面來看：先看看第一次世界大戰、第二次世界大戰，及全球經濟模式的關係，這些經歷並不是自然發展的結果，當中的原因很複雜。每一個歷史關鍵點都有許多選擇機會，結局不是必然的，我認為人類自我意識所做的決定很重要，即使大量受限於環境因素，個人仍有一些選擇權。也就是說，個人可以創造歷史，我不相信人類如同被卡在火車上，只能依照既定軌道前行；我相信人可以改變環境和未來，雖然這不容易。所以，我不認為所有發展是無可避免的。

我也深信世界是充滿希望的。身為一個歷史學家，我研究過歷史上人們做的各種決定的過程，有時是機緣巧合，有時是個人決定，對結果都會產生非常大的影響。因此，我認為人類的前景並非抵定的，世界的發展不是不能改變的。

全球化是個非常大而抽象的概念，就經濟而言，隨著科技的發展，現代社會經濟整合性會比起過去都來得更高，合作更密切。我們無法確定整合的過程是否可以順利進行。的確，有些國家對外競爭採取高度自我保護主義，增加困難度；但在可見的未來，世界經濟整合是必然的趨勢。同時，反動力量也會興起，讓整個過程更加複雜而有趣，

每一個歷史關鍵點都有許多選擇機會，結局不是必然的，我認為人類自我意識所做的決定很重要，即使大量受限於環境因素，個人仍有一些選擇權。

也就是說，我們同時可以看到世界經由全球市場、貿易合作等等逐漸整合，同時也可以看到地方經濟開始盛行。

訪談："2012"不是世界末日 但我們面臨崩解的嚴峻挑戰

士培：說到世界的未來，現在很流行2012是世界末日說，以您作為英國牛津大學教授的觀點，對此有何看法？另外，關於溫室效應，我們看到哥本哈根氣候大會，基本上並不成功，請問您如何看待這個問題？

馬克教授：老實說，我對2012這個預言所知不多，也不大去理會預言。身為一個歷史學家來說，當我回溯幾百幾千年的歷史，每段時期都會有一群人為世界而努力，希望世界變得更好。也許這些人背後的價值觀是相信世界即將轉變或結束、或是末日審判要來臨等等，但是這些人也的確做了許多有影響力的事蹟，一直以來，在世界各地都是如此。不過，世界並沒有因此結束，有時是發生一些類似末日危機的事件，但人類世界依然存續。

我個人沒有那種預知未來的能力，因此，對於我無法去改變的預言，我的態度就是根本不去管它，我會把心力專注於我真正能理解的

把心力專注於真正能理解的事情，用方法，採取行動，去改變的社會現象。

事情，一些我覺得有方法採取行動去改變的社會現象。也就是說，假如有人跟我提起2012世界末日即將來臨，我根本就不會去擔心。

有人說全世界即將在某一天全部毀滅，實際上我並不相信這種說法；當然這只是我個人言論，也許我的看法不一定正確。我比較擔心的是一些可以預見的社會趨勢，一些正在發生的大事件，如溫室效應、生物多樣性的消逝、社會各種失序問題等等。

相較於無法預知的災難言論，社會秩序慢慢崩解的現象已經具體到讓我憂心，世界正在發生的許多現象更需要被注意，這常讓我覺得很難過，世人必須更加警惕。

面對溫室效應 短期重點在防災

我們可以看到的是，許多問題正在發生。例如剛提到的溫室效應，我覺得要所有國家達到共識幾乎是不可能的，看看一些大國的記錄就可以瞭解；限制並降低二氧化碳排放量到一定水準，對某些國家而言實在太難了，太多相關的事情需要考慮，諸如國內政治權力、失業率等等。如果只是從短期來看，溫室效應問題似乎沒有什麼特效藥可用，如此，就算一時之間所有政府都簽訂了條約，這個困境仍舊無

在短期內是不可能改變溫室效應的，應該把大部分資源集中在預防因溫室效應而將引起的災難，包括建造防洪設施等等。長期來說，則應該發展另類科技。

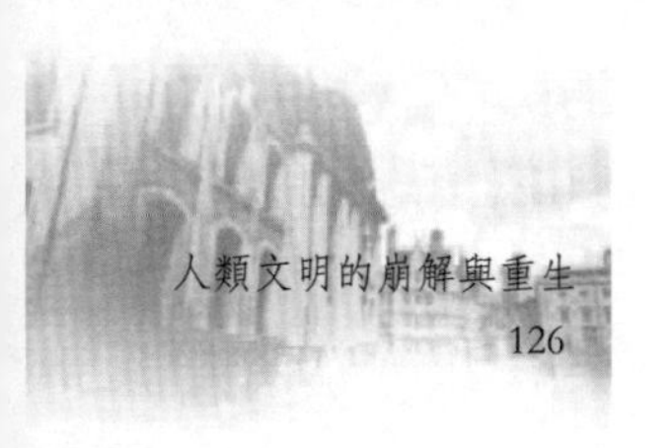

法在一瞬間就有顯著改變。

雖然如此，我們依然看得到許多希望。以中國爲例，雖然沒有簽哥本哈根條約，但是他們已經著手進行許多有益環保的措施，包括發展另類能源技術等等。還有，現在的中國與印度是世界前兩大頂尖的太陽能發展國，並致力於許多水力發電項目，這些都是很好的徵兆！因此，當我們考慮全球暖化問題的同時，應該也考量到這些好的徵兆，這些長遠的發展對溫室效應會有幫助。

我們學院有位很有名的環境科學家，名爲詹姆士・洛夫洛克(James Lovelock)，他發明了一個蓋亞假說/理論(Gaia Hypothesis/Theory)並著成書。他提倡，在短期內基本上是不可能改變溫室效應的，我們應該把大部分資源集中在預防因溫室效應而將引起的災難，包括建造防洪設施等等。長期來說，則應該發展另類科技，科技的發展要慢慢才會看到效果，單靠個體力量對大環境溫室效應的影響非常有限。

相反的，對於許多社會問題而言，個體的力量卻可以在短期內發揮相當的影響力。因此，回到剛才所提的2012，我說我不擔心，是指我對這個"世界將在一天內毀滅"的預言不擔心。但是，現今世界正面臨的嚴峻問題，卻有可能讓我們在短時間內遇到很大的危機，例如病毒，很容易在這兩年之內發展成爲世界型流感；另一個讓我憂心而

現在最重要的事，是用各種形式保留先人的智慧，這樣可以讓人們在面對日常生活的所有面向時，都會處理得比較好。所以，我們第一件可以做的事，就是去保留及傳遞這樣的智慧。

目前很有可能會發生的，是中東的核武擴散。

訪談：將個人力量發揮最大效益

士培：您的意思是，與其花時間在爭辯2012世界末日會不會來臨，我們應該多看看身邊的人、周遭的世界到底發生了甚麼事，回到當下，並貢獻自己的力量？

馬克教授：正是如此。因為我們此刻就生活在這裏，仔細觀察身邊的蛛絲馬跡，就可以看到不久可能發生的事件。同時，每個人都有能力去改變。

士培：在這樣的前提之下，您覺得像我們這樣的平民老百姓，可以做些什麼呢？

馬克教授：這是一個很難回答的問題，但是其實又很簡單。假如要從許多問題的源頭著手，首先，每個人都可以開始盡量去瞭解並保存不同的人類生活文明、代代相傳、各種古老智慧與經驗。

我認為，從宇宙中心角度來說，基本上所有人都是相互連在一起的，若有這樣的覺悟，無論是個人還是團體，所有的好事都會由這樣的共識所產生。因此，我認為現在最重要的事，是用各種形式保

假如有個場所可以讓他們經驗到示範社區的生活，他們的想法就會被激發，並產生信心，這是很重要的。

留先人的智慧，我相信這樣可以讓人們在面對日常生活的所有面向時，都會處理得比較好。所以，我們第一件可以做的事，就是去保留及傳遞這樣的智慧。

接著就談到困難的部分了，因為有太多個人可以做的事。如前所述，我相信許多當今世界所遇到的問題大多源自於社區的瓦解，因此我們可以採取階段性的修復行動來改善它，從最基本的事情開始著手。

舉例來說，我們不只到遠方去探訪親友，也可以拜訪住在附近的朋友、鄰居，幫助他們，尤其是老人家；或是，大家可以開始互動，形成社區互助網絡。在英國其實有些不錯的例子，人們開始聚在一起種菜，共同進行一些很基本日常的事情，把人與人的距離拉近，同時也幫助地方經濟成長，這只是許多方式的其中之一而已。

若是比較大規模的，可以共同建立一種可持續發展科技生態文明的社區，這樣的社區可以提供人們一個示範作用或經驗的場所，讓人們能有機會來社區學習創新生活，體驗人與人、與大自然和諧相處的生活方式。來參與學習的人不一定想要自己成立社區，但總希望回到自己家鄉後能做些改變；假如有個場所可以讓他們經驗到示範社區的生

要讓世界更好，在對待每一件人事物時不要只考慮自己的利益，並避免對實像的認知錯誤。

活，他們的想法就會被激發，並產生信心，這也是很重要的。

同等重要的是，若你生活中會接觸到孩子或學生，儘量要教導他們生活上的智慧，不是硬塞知識、考好試，或找份好工作而已，而是要讓世界更好，在對待每一件人事物時不要只考慮自己的利益，並避免對實像的認知錯誤。舉個很具體的例子來說：當孩子在用網路時，要教他們怎樣分別什麼是真實的、什麼是虛擬的。

總結

世界即將會發生的大問題，就是流感病毒。因此我們每人都必須瞭解到導致病毒的根源—接下來會導致幾百萬人口死亡的流行病毒，一定是超級流感。也就是說，一般的流感病毒，經由人、豬、飛禽類的共同感染，會突變形成超級流感；目前全球許多地方都有很大型的養殖工業，而新型超級流感病毒的根源，通常就是工廠式的養殖業。

例如H5N1禽流感病毒，雖然病毒本身對人類來說很危險，但是一般人不會感染到這個病毒，通常是飛禽類才被感染，所以稱爲禽流感；然而，這種普通的禽流感病毒若有天偶然突變，染到豬隻身上，由於豬的基因跟人的基因比較類似，只要豬感染到病毒，人類就很容易傳染到這種致命性的病毒，接著導致人與人之間互相感染。在上述

挑戰一定會來臨，我們一定得去面臨艱辛的轉變，但只要我們知道正確的方向與方法，這樣的轉變就會成為一種好的過程。

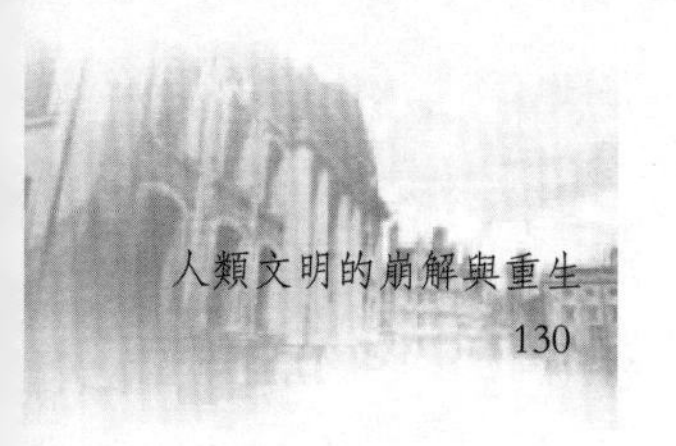

所說的養殖場裡，大量的雞、鴨、豬可能都被養在鄰近的區域，因此病毒的突變與快速互相感染都很容易發生。

綜觀前幾年會流行的口蹄疫、豬流感或是禽流感，我們可以要好好去思考，到底爲什麼會發生這樣的狀況？並做好心理準備，知道這樣的情形若不改善，接著很可能人類會遇到很嚴重的病毒危機。若養殖業衛生沒有做好、養殖環境不人道，就更增加了危機的可能性。因此，我們每個人都要好好想一想平日的飲食選擇，現代人，尤其都市人習慣餐餐吃肉，卻沒想到這會導致長期、災難性的後果。

因此，能做的事情太多了。身處目前的社會，我們要盡量去保存傳統價值，也可以做許多事讓環境更有韌性，爲接下來世界即將面臨的挑戰做好萬全的準備。挑戰一定會來臨，我們一定得去面臨艱辛的轉變，但只要我們知道正確的方向與方法，這樣的轉變就會成爲一種好的過程；即使面臨多嚴峻的困境，我們都能將社會轉型爲更有人性的生活空間，走向更有希望的未來。

第二章 迎接曙光的新芽

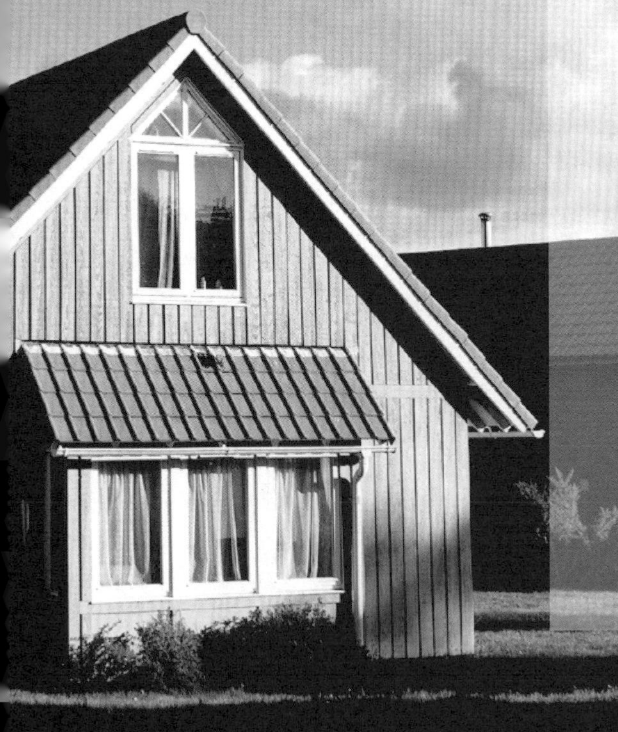

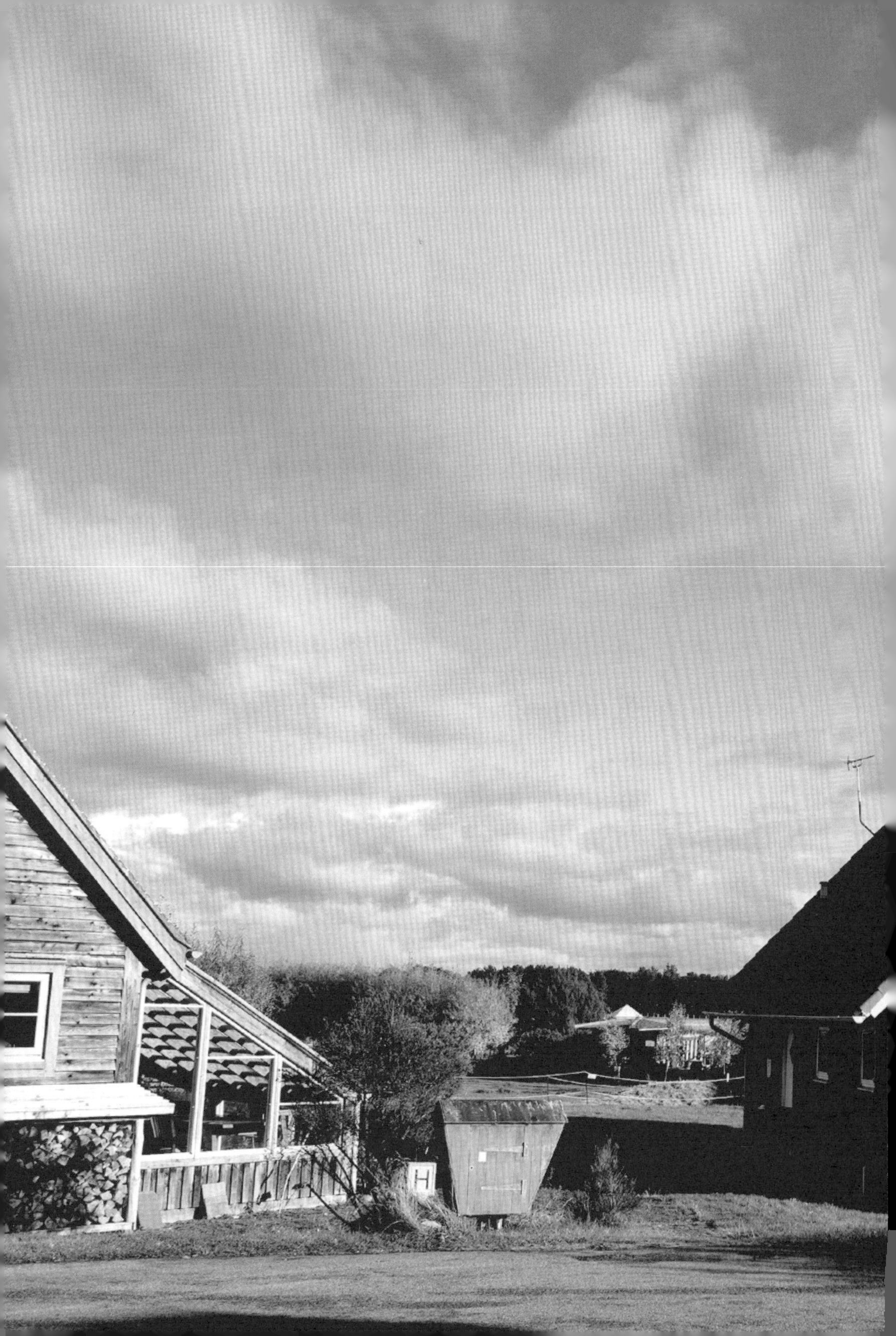
H

尋找社區核心價值

面對轉型期的關鍵點是檢視內心，發現個人價值；長期目標是要建立可持續發展社區。而社區的核心價值在於尊重與包容不同的人性互動。如此，每個人都會因此感到充實與滿足。

轉型關鍵：檢視內心 發現個人價值

雖然我們有夢想與期待，但是當進入轉型期，身處巨大轉折與壓力時，還是會面臨困境與心理挑戰。最大的壓力來自於面對急劇變動的不確定性，不清楚未來發展，事情是否變糟，缺乏可依循的管道，一切充滿了未知。

當我們身處不確定時，最爲關鍵的是要時常檢視自己，去瞭解生命真正重要的事。這樣做不但能幫助個人去面對未來可能的狀況，也能讓人們在面臨困難時互相幫助。

轉型的關鍵在於檢視內心，重新找到個人價值。這個關鍵保護人們，讓人真正體會到生活有愉悅，生命有意義，更是保存人性的關

在轉型過程當中，最大的壓力來自於面對未來急劇變動的不確定性。檢視內心找到個人價值，是轉型的關鍵。

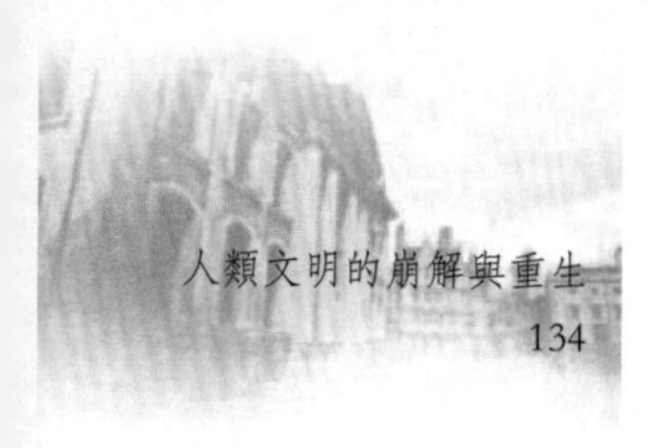

鍵，也同時影響了其他物種的存續。轉型期其實就是要重新找回個人價值、人際間的真誠互動、以及對存在本身的欣賞。

更長期的目標則是建立許多不同型態的可持續發展社區，社區內人與人的互動與生活方式能將目前遇到的問題減到最低。

訪談：長期目標是建立可持續發展社區

士培：您一直以來提倡社區生活，建立可持續發展科技生態文明社區是長遠解決過度都市化種種問題的關鍵。同時，社區營造是最近的熱門議題，許多國家政府編列預算，打算建設不同的生態社區。請您先談談，甚麼是社區？

馬克教授：每人心目中的理想社區都不同，世界各地也有許多不同型態的社區，但是在建立社區之前必須先產生共識，社區成員在一開始就有共同的基本認知，有整體遵循的價值。

我認為社區生活最根本的哲學就是：重視每樣生物的價值與存在，無論是人還是動植物，珍惜與感激彼此間的互動，而不是將對方當作工具來使用。體認每個人都是有感情、有思想的複雜生物，想法與感情需求各有不同；有這樣體認，就能真正擁抱各個生命與思想的

轉型期其實就是要重新找回個人價值、人際間的真誠互動、以及對存在本身的欣賞。

多樣性，進而包容不同情感與需要，並做出反應。

這樣的待人處事哲學在現代社會並不多見。當然，不同時代的人情世故會改變，然而我們可以看到，近代人無論公私生活態度，都逐漸被全球化的商業主義所影響，在職場上將人視為工具，或是在人際的關係以一種契約的方式來對待。因此若要轉化這個現象，社區裡必須重建人性的互動關係，也就是社區的核心價值。接下來，要如何達到這樣的核心價值？方式就非常多了。

士培：這是否表示社區的成員最好有共同的世界觀？

馬克教授：成員不一定要有共同的哲學信念，社區內思想的多元是很好的。我的意思是說，社區的核心價值，是對不同人性的包容與瞭解，同時表現在不同的互動關係上。因為基於人性的互動，每個人都會感到充實與滿足，這樣的互動與現今社會公式化的互動很不同。

社區核心價值：人性互動 包容與理解

現今社會的互動大部分是基於契約，或是很狹隘的角色期待，就像在街上買賣東西一般，這樣的互動著重於〝應該〞如何扮演好各種角色，只是一種互惠與義務的互動模式。馬克教授所要提倡的社區互動與

社區生活最根本的哲學是：重視每樣生物的價值與存在，珍惜與感激彼此間的互動。

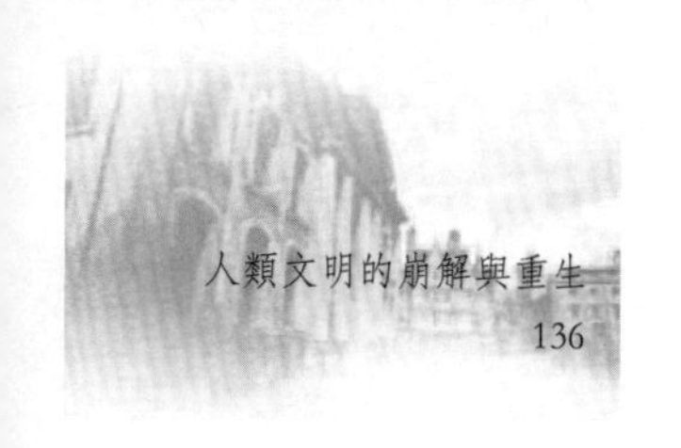

現今商業化的角色互動很不同，是完全尊重與包容不同的人性互動。

什麼是現代社會公式化、商業化的互動關係？例如英國在過去十年間，逐漸採用了美國的賠償文化，當一個人發生意外時，他會採取法律途徑向肇事者索賠，這本來是很合理的，但現在變成每個人都非常小心，彼此視對方爲法律個體；大家因爲怕挨告，謹慎過頭反而變得不敢做事情，行爲與對話只爲了符合機構的要求。

這就是把生活的內容〝公式化〞，大家都只是重視權益、講究法律效益。這種文化讓以前的社區精神消失很多。从前即使不相識，人們還是會隨興聊天或在公園放煙火共享歡樂，現在已經不會這樣了。怕挨告、怕被傷害等等，這就是人與人溝通模式改變的結果。大家彼此以法律個體對待，而不是把對方當做是「人」。

另一方面就是互動關係變成商業化，大家的互動是以買賣爲目的，而不是交換或分享物品。商業行爲不是不好，但是假如我們跟人互動完全只爲了買賣，人的存在就消失了，我們只看到自己想購買的不同商品或服務。所以，新社區的互動要鼓勵人們自在與自發地互相關心，重建人性價值。當我們對待別人時，不是輕易去責怪、去得到一些服務，或是把對方當作工具；而是能夠真心的尊重對方爲獨特的個體，這就是社區核心價值。

假如有個場所可以讓他們經驗到示範社區的生活，他們的想法就會被激發，並產生信心，這是很重要的。

這樣的核心價值就是社區應有的基本哲學，這不是世界觀，而是一種人性對待的堅持，所有社區成員都該有此認知與意願，這就是社區的基礎。

現代社會的互動關係變成公式化與商業化。在社區中要恢復這種基於人性的互動關係，每個人都會因此感到充實與滿足。

訪談：人與人的互動方式也是一種社區概念

士培：我可以理解重建人性溝通的重要性。然而這在日常生活中就可以實行與提倡，為什麼需要社區呢？

馬克教授：確實在日常生活就應該要進行提倡。社區的概念可以是一個實際存在的空間實體，也可以是一種人與人的互動方式，通常兩者是相關聯的。我們可以建立一個實際的社區規劃地區，在裏面每個人都能盡量實踐自己生活的理想，彼此尊重對待；另外是提倡社區互動的觀念。比較困難的可能是後者，讓一般人自覺到現代彼此的互動模式，並有勇氣開始去改變。

因為大家現在對彼此都有既定的分類：從膚色不同、國籍不同、職業不同到身份不同，這人是家庭主婦、那人是大學生、他是流浪漢、你是銀行家，這就是現代的思考方式，把社會劃分為不同種類。其實

社區最終目標是展現人與人之間的高貴價值，這種自然的互動關係在現代社會中往往被不同因素破壞。

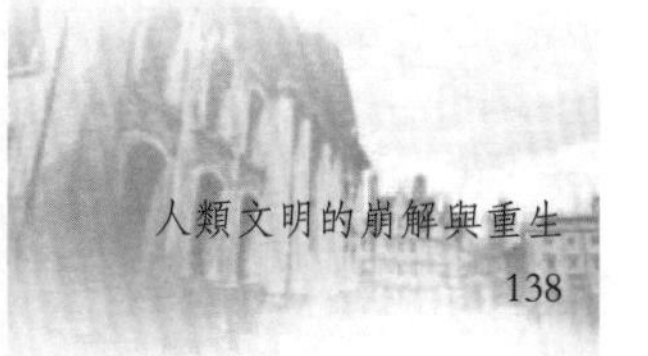

仔細一想，各個國家之間擁有正式的界線劃分也只是近百年的事！

問題是，用社會既定價值去判斷好壞的人通常不自覺，也不認為自己的態度有什麼不對。尤其是機構、學校等，常在無形中利用排外的方式來聚集成員：一個人要做些努力才能變成機構的成員。當然，這種機制有它的功能性，有時機構需要這樣才能運作，但他們應該也要用其他方式來減低社會的排他性，同時這些機構要盡量人性化。

因此，當我們開始討論不同的社區之前，我們要真正去理解，社區最終的目標是人際之間的高貴價值展現，這種自然的互動關係在現代社會中卻往往被不同因素破壞。

士培：這種人性互動也代表著，即使不喜歡某人或某團體，對他們還是要有一定的尊重。

馬克教授：對任何事物都要有適當的尊重，尊重別人的想法與感覺。

士培：同時尊重他們的自由選擇。

馬克教授：自由有一定的程度。個人自由的行動表達與團體利益有時會產生衝突，這時其實沒有絕對的標準，得要找出平衡點。每一個團體或社區，都可以一起決定他們的平衡點在哪裡，其中的精髓就是一起創造出包容的文化。意思就是對於不同，我們不只是容忍，還要有真誠的尊重在裡面。別人有他們的需求，不同的思考方式也有被保留的價值。

互為一體的社區

考慮社區大小時，我們必須同時考慮全球性與地方性的社區，並且知道他們是互相關聯的。也就是說，地方社區所表現出來的精神，會反映出全球性社區的本質；同時，全球性的社區也可以幫助不同地方性社區的發展。

全球與地方社區互爲一體，包含彼此。這是我們真正可以應用在日常生活上的原則，社區之間不用真正在地理上產生交集，但他在外的表現會進一步影響到別人的行爲表現與觀點。很簡單的道理，當我們一早出門卻遭到別人的無理對待，可能會悶在心裡，或無意間發洩在別人身上；但如果一早我們得到別人的幫助，或是微笑讚美，很可能就會讓我們整天心情愉快，同時也會願意去幫助別人。

這並不代表我們得被動接受環境的一切，不能生氣等等。所有情緒沒有對錯，都是誠實的，但我們可以檢視導致情緒的念頭是什麼，去替對方想想，或許就能開啓善意的第一步。這不只對個人的生活很重要，對小型社區的成員互動也很重要，對於國際間的互動更是重要。

佛家有個詞「善解」，就是在講述這個精神。以善意解釋別人的行爲，因爲所有對別人的解釋都是內在自我的反射。一個人可以身處小社區，但是透由他的行爲與生活態度，與更大的群眾交集時，就會對其他

人心轉念就是轉型期的關鍵，也是最終目的。

社區的成員產生影響。所有的社區都屬於更大的社群，同時又在全球社區之下，因此，當個人心念一變，力量是很大的，也許整個宇宙都會因而產生變化。人心轉念就是轉型期的關鍵，也是最終目的。

每個人會扮演不同的角色，有些人喜歡長期待在一個地方深耕，有些人則選擇與不同國家社群的人交流分享，無論何種方式，大家最終都會找到適合的方向發揮所長，盡自己力量將世界變得更美好。這真的很重要，因爲我們不是要去創造一個遺世獨立的桃花源，而是以行動代替口號，才真正能讓別人產生興趣展開行動。

這也是爲何那麼多歷史上的社區都沒有成功，頂多傳個幾代而已的原因，因爲社區不可能獨立於社會之外。所有成功的社區都是將周遭環境的人吸引而來，互相交融一起努力。我們不只希望讓生活變好，計畫的可行性也是很重要的考量，因此在討論各種社區之前，很重要的是去瞭解社區的概念，及其核心價值爲何。

訪談：社區的善解與八卦文化

士培：您提到的核心價值就是人性互動的高貴展現，善解包容的態度。我對於善解有一個小疑問：人性偏愛八卦，人們聚在一起談論是非能夠輕鬆的交流情感，所以小道消息容易成為凝聚關係的媒介，但許多八卦似乎又違反了善解的本質，您如何看待這個現象？

訪談：社區領導管理與經濟發展

馬克教授：小社區永遠避免不了八卦。我從小生長在一個小村莊，所以非常清楚，八卦就好像社區生活的副作用，說長道短的確會讓人聚在一起，又因住得近，基本上每一個人彼此都認識，也非常清楚彼此的作息。

人性本來就會談論彼此發生甚麼事，可以輕鬆談論開玩笑，然後繼續工作或生活，不要太在意。聽聽抱怨，但是不要去惡意中傷或評斷，在小社區大家彼此談論是很自然的事，但是自己可以決定要不要參與惡意言論。

所以這是個人選擇。無法避免大家彼此的閒聊，但閒聊不一定要說別人壞話，我們可以選擇不參與，堅持不與人談論是非。像我父親就不會去一些八卦場所，比如決不走進雜貨店。許多人喜歡去八卦別人的感情，誰和誰發生外遇，哪個明星又怎樣，其實是事不關己，大家卻很喜歡聽，我想這可能無法避免。

個人可以選擇自己的濾網，重要是不要參與惡意言論就好了。假如我們聽到某人生活很困難，或是遇到甚麼事，也可以主動去關心幫忙。面對八卦不要太認真看待，聽完就過去。就好像靜坐一樣，當一個念頭出現，讓它過去就好了，不要執著。

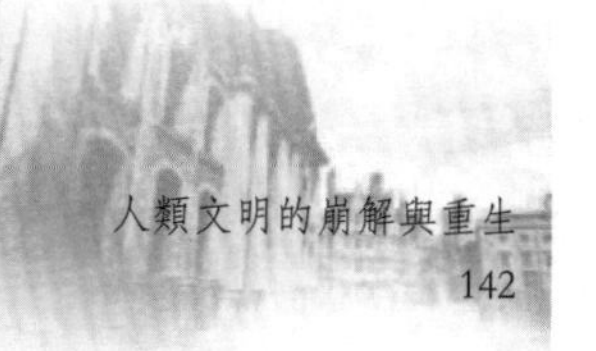

士培：我們談了個人如何開始第一步。現在從另一個角度來看，來談社區的經濟與政治管理。每個社區的規模與型態都不同，管理與經營方式自然也不一樣。您認為在社區領導與社區經濟上，有沒有需要注意的重點或原則呢？

馬克教授：針對不同的社區，可以有不同的領導方式。較小型的社區也許根本不需要領導階層就能運行，不同的成員對社區提供不同的貢獻；但較大的社群，如社區網絡群或國家型的社區，牽涉的範圍與事務較廣，就需要領導階層管理，讓社區內的機構有效運行。即使小型社區依然也可以有領導人。

領導人不單因自身擁有的能力或知識被大家重視，也不僅是因為能有效管理社區，重點是他們會激發社區成員的創意並鼓舞大眾，受到大家的尊敬與喜愛，自然會擁有領導者的智慧與氣質。社區領導不一定是個人，也許是委員會，每人有不同的觀點與想法，在處理事情過程中必須確保每一種技術或價值被同等的尊重對待。

士培：這就引申到經濟與價值的問題。許多社區已自行設計地方貨幣，有的貨幣還可以與社會原有的流通貨幣來交換使用。設計當地貨幣的目的，就是希望能降低目前世界上不周全的價值觀，讓各種能力

每人有不同的觀點與想法，在處理事情過程中必須確保每一種技術或價值都被同等的尊重對待。

或技術被更平等的對待。您對此有何看法？

馬克教授：當地貨幣可以因社區大小、生產、生活型態，以及根據成員想要保存的價值來設計，每個小考量其實都很重要。

現代社會人群在生活中囤積憤怒的其中一個原因，就是因為他們看到有些人做的事情對社會似乎不大有貢獻，卻能拿到高額獎金或薪資，也就是社會價值與經濟商業價值之間無法平衡，例如職業足球員之類。重點是，假如社會價值與市場價值之間有鴻溝，就代表這個社會生病了，導致經濟回饋機制無法反映人類社區的價值觀。

價值是個很有趣的概念，現在一般人英國人普遍認為，市場價值與他們期待應被重視的社會價值之間，有非常大的差距，我認識的人幾乎沒有一個對這個價值回饋系統滿意的。在考慮社區貨幣系統時，可以先從當地人們的不滿開始探討，並想辦法拉近這兩種價值之間的差距，從這個角度出發就比較容易成功，我相信許多人會贊成這樣的計畫。

人們會從對現有系統最不滿意的部分開始著手改變，我們無法設計出一個完美系統，但可以邊做邊改進。常常保持彈性、可改善的空間，並符合人性需求，這是非常重要的。

保持彈性，並符合人性需求。

與大地共舞：社區花園

生態文明社區所包含的不只是科技環保與農業，還有智慧文化，是一種以人文和自然生態之間的關係所發展出的人類居住環境，珍愛地球、萬物和諧發展。從目前的發展要過渡到生態社區，我們可以從社區花園開始起步。

結合人文的生態文明

要重新與大自然和諧共生，很重要的一點是，先仔細觀察當地的運作系統，了解每個環節如何連結；然後運用方法，建立健康的生態系統來修補原有的缺失。簡單來說，就是把對當地的知識做最有效運用，不但能維持生活所需，也讓人與環境和諧共處。這種理念可以運用於任何地方，不管是在人口密集的都市裏（如自家陽台或公園一角），或是在一片大自然野地裏，都可以實行。

因此可以利用當地原有的動植物生態、養分循環、適合天氣狀況的建材以及資源，來進行可持續發展的土地利用設計，讓人們需要

人類要重新與大自然和諧共生，需要先仔細觀察當地的運作系統，了解每個環節如何連結；然後運用方法，建立健康的生態系統來修補原有的缺失。

做的工作與效果達到平衡。自然農耕不用農藥，利用種植別種作物給所謂的「害蟲」吃，這樣不但不影響作物產量，同時也保存了生物多樣性。此外，也可善用當地的自然能源，例如利用太陽能煮飯、供應熱水。建材工具可以就地取材，採用石塊、老木材、泥土、當地手工材料等資源製作生活用品，並且體悟在不同的季節收穫不同的資源來利用。

身處大都市裏，也許不易感受季節變換所帶來的資源變化，但其實只要有心，連窗口、陽台甚至巷口都能設計得綠意盎然。許多人認爲園藝麻煩，需要經常修剪施肥除草，但是，若能結合自然藝術的概念設計，自然生態本身就可以長久維持花園的模樣：最棒的花園是不需要園丁照顧的！

所以多數人可以先從社區花園開始起步，累積一些基本經驗。此外，還可以結合教育，舉辦各種工作坊，銜接外部單位與學校探討相關經驗，體悟創新的生活，累積各種人文藝術生態環保的生活知識與小技巧。

社區花園(Community Garden)

素有「園瘋」之稱的英國，家家戶戶都盡量讓自家前院四季皆美，因此一般人對花草樹木已有基本認識，也會種植一些自用的廚房香草。幾乎所有的後院都有廚餘堆肥系統；許多人會在週末舉辦講座，探討如何讓堆肥更有效率、預防草莓被昆蟲偷吃，或是如何在後院養蜜蜂等等。

可以先從社區花園開始起步，累積一些基本經驗。

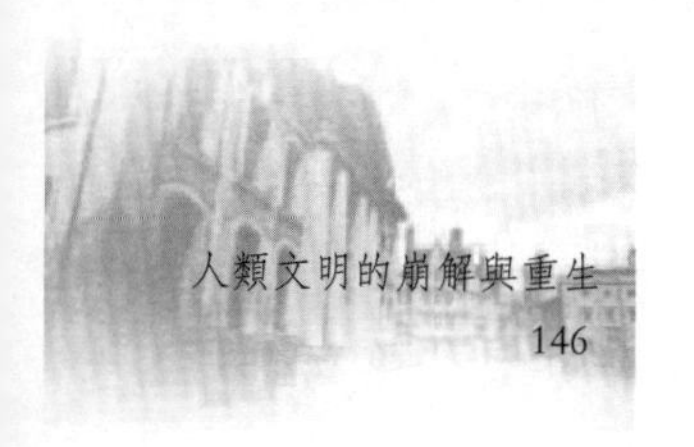

英國的社區花園透過活動讓人們在花園裡互相認識、上課、聽音樂會、認識彼此的孩子、教孩子種花、養魚等等，可說是最佳的社區轉型前基礎。

範例：巴瑞克巷社區花園（Barracks Lane Community Garden）

位於牛津東區的巴瑞克巷社區花園，是個廢棄地轉型的例子。這裡早期是牛津郡廢棄停車場，土地被檢測出含毒，並堆滿了廢棄物，常有流浪漢或吸毒者在裡面交易閒晃，甚至傳出有人吸毒過量致死的案件，因此成為許多抗議活動的目標，居民避之唯恐不及。自從2003年起，幾個附近居民聯合起來，籌錢將這個廢地重建。經過他們的宣傳與努力，四年後終於得到市政府簽訂的土地使用許可；半年內，巴瑞克巷花園在2007年正式開幕成立，第一年就有近兩千名訪客，接下來每年的訪客越來越多。

巴瑞克巷花園很有哈利波特式充滿魔法的感覺，這個花園藏在社區與森林小路的邊緣，行經此地偶爾會遇到賣自家菜的中國婆婆，或是採野草回家給雞吃的義大利太太；最常看到的是一群孩子，在一大片草地與樹林中奔跑，偶爾追趕草地上的海鷗。草地中央有個溜滑梯，家長與孩子會在那兒吃三明治聊聊天，旁邊原本有片廢棄用地，現在已被規劃成一塊一塊小耕地，大家各自種不同的蔬果，彼此看得到成果。

巴瑞克巷花園還有另外兩個特色硬體設計，其一是社區自建的麵包窯，舉辦活動時可以用來烤麵包或煮自家出產的蔬菜，不只因爲自種的感覺特別好，用這樣傳統的窯慢慢燒烤，真是香味四溢，大家總會拿著盤子圍在窯前面等，邊聊天邊喝飲料，期盼食物趕快烤好。

另外一個特色就是有個像蒙古包一樣的白色大帳棚 (yurt)，內部是木頭結構，以白色大帆布兩層包覆，中間有個火爐，帳篷內充滿乳白色的光影，彷彿走進另一個世界，所有聲音影像都柔和起來。大帳棚是平時社區公園上課的地方，也是夜間音樂分享的浪漫場所，每個去過巴瑞克巷花園的人都超愛這個帳篷。

社區花園不但是很好的交友場所，兒童也可以安全的在裡面奔跑玩耍，用雨水澆花、或在沙池做沙雕。花園定期舉辦各種免費課程，從認識蜜蜂、各國麵包節、雕刻南瓜燈、燭光音樂會等等，都可以開心參與，例如有一次收穫節，大家報名擔任不同的義工，捐飲料、削蘋果、教人釀蘋果酒等各種活動，每個人都不覺得是在工作，只覺得好快樂。

訪談：小行動大力量

士培：牛津的社區花園，並不是政府事先規劃的，而是當地居民結合起來自動發起的計畫。這類由居民主動規劃的社區活動是不是西方的傳統？社區運動似乎在西方民間很容易就辦得起來。在東方世界，人們還是習慣被動、等待配合政策，很少發起行動來改善社區環境。在台灣，由於中小企業是社會的動力，有理想的團體會先選擇與企業合作，扮演民眾與政府之間的中間角色，連結上下創造改變。不知道您認為這個方式如何？是否我們個人也應該突破、主動積極一些？

馬克教授：計劃不論是由個人、企業、或是政府發起，只要能將人們連結在一起的生態環保行動都很好。從個人來說，不管多小的行動，像是找鄰居喝茶聊天、一起種菜、上下班共乘等等都行，也可以從幫助老人和小孩開始，例如組織媽媽或婆婆幫忙輪流帶小孩等等，只要是合法而友善的，大家都可以互相幫忙，共同決定經費如何處理。如果政府也準備好，願意給人民適度彈性空間，我相信人們會更願意主動去號召，凝聚共識。這對個人與政府都有好處，既能節省開支，又能增進生活品質。

士培：也就是說，可以從兩三個好友或鄰居互助幫忙開始。即使是從向鄰居打招呼、互相認識做起，也是個起步。

馬克教授：千萬不要低估自己的力量。社區可以從小規模互動，到地區性中型的運動，或是從大角度來看，延伸到一個國家裡的社群，甚至全球性的生態文明行動。凡是各種努力讓世界變美好的團體，都需要被保

不要低估自己的力量。我們可以自行選擇參與的角度與方式。

護、被支持，甚至還可以邀請媒體參與，讓媒體有題材發揮正面的職責；我們可以自行選擇參與的角度與方式，每一種方式對周遭環境都有很正面的衝擊。

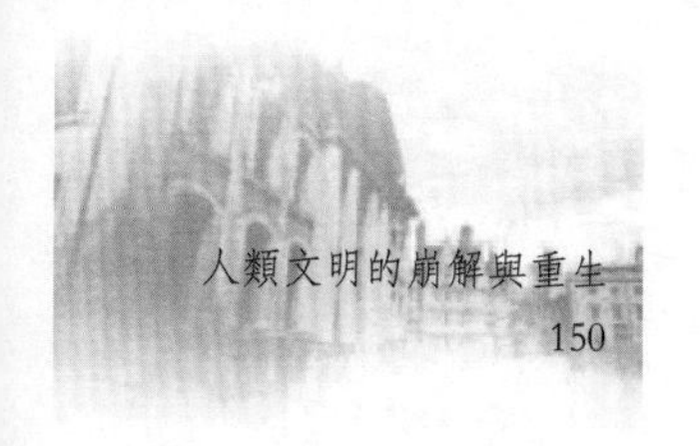

未來新經濟：城鎮轉型與社會企業家

過去有些孤立的社區實踐，但是都無法持續下去，社區與環境及其他社區之間的連結是必要的。城鎮轉型行動與企業家學校，兩者都通往未來新經濟模式，並且結合了年輕人的創意。這些由社會企業家共同編織起的人本救命網，將在社會面臨危機時展現出善的力量。

與周遭環境結合

馬克教授特別提及那些孤立於社會之外的社區。在英國歷史上，有許多不同的人們提倡各種小型農耕社區生活，然而大部分都維持不久。較好的頂多維持幾百年，但是最後都無法持續。

這些社區都有個共同點：他們將自己孤立起來，與外界的交集不大，影響也不大，頂多激發一些想法。有些比較極端的社區，因爲公然挑戰了社會的價值觀，對於外界來說變成是個威脅，導致他們的烏托邦理想無法落實；有的社區像遁世主義者，自給自足，與一般人的生活沒甚麼相關，生活像隱士一樣。在我看來，這些行爲都有點自私，因爲他們只想自己過

社區與環境及其他社區之間的連結是必要的。

生活，不管其他世人。他們與世隔絕，以爲其他人會逐漸跟隨他們的腳步，其實這是個大錯誤。社區與環境及其他社區之間的連結是必要的。

馬克教授認爲，當今人類處於歷史上首次出現電腦、網路、手機的時代，世界各地有相同想法的人們可以彼此連結，提出合作計畫，朝相同的方向努力。因此現在是個契機，各團體可以更有組織、更有效率、相互支持，來完成彼此的夢想。這就意味著，比起過去各種時代，我們更有機會成功，因爲國內外的人可以連結在一起，互相鼓勵分享經驗。

訪談：城鎮轉型計劃展現行動力

士培：網路的確有很大的連結作用，英國發起的城鎮轉型就是一例。各個社區之間利用網路分享經驗，並經常發布新訊息；透過網路交流學習，許多城鎮紛紛設計出適合他們當地的轉型計畫。近年來，透由網路，城鎮轉型變成全球性的行動，歐美一些國家也都參與轉型行動。

馬克教授：這是一個很好的例子。

士培：建構網路和價值理念都有助於社區的形成，並讓社會朝正確的方向走。我想談談行動力，我們之前提過個人事不關己的態度，想改

比起過去各種時代，我們更有機會成功，因為可以透過網路連結、彼此分享經驗。

變生活卻沒信心等等，這是許多人面臨的真實經驗。是否，要讓一個人願意採取行動，一定有某種東西感動他，讓人感受並真心喜愛這樣的東西，並且覺得不會太困難？如此活動逐漸會滾動起來，不需要太多的單向說服。

馬克教授：是，感動大家、給人具體的概念、讓人看到希望。為什麼城鎮轉型這樣成功，就是因為透過當地活動組織的設計，每個人可以輕鬆參與，讓這樣的轉型在自家城鎮開始動起來。透由網路，大家親眼看到參與的人都是普通人，不是所謂的明星或領導者，也不需要有很棒的口才；即使平常不大參與社區活動的人，都可以很容易地參與這新世代的轉變，這樣就足以感動許多社會團體，這個行動將大家內在的善意都帶出來了。還有其他許多不同的行動也正在發展，人們可以親眼看到許多不同的社區在各地興起，有的規模較小，有的較開放，都是很好的事。

士培：這些不同的社區起了一個示範作用，告訴我們甚麼是可以被完成的，以及目前已做到甚麼程度。

馬克教授：他們讓人重新省思自己的生活，活動也開放給大眾參與。我認為城鎮轉型是目前最有希望讓社會大規模轉型的行動。

士培：他們也很實際，在出版第一本書籍《城鎮轉型手冊》之中，詳細

城鎮轉型是目前最有希望讓社會大規模轉型的行動。

描寫了該如何邀請地方政府參與、怎樣思考與規劃等等實用步驟；相關書籍如地方食物、如何讓地方企業參與等等都深入淺出，讓大家不只看得懂，同時給予很明確的建議。

馬克教授：與政府合作是成功的必要因素。一個公然反政府的社區是無法持久的，會帶來太多威脅；與地方政府合作還是比較好的，比較實際有效。

士培：一般政府對於這樣的行動應該也很歡迎。

馬克教授：完全正確，英國的地方政府很鼓勵人民自主，一方面這樣的永續計畫可以節省許多預算，同時我們也瞭解，假如一切都由政府主導，居民之間就比較沒有互動，較難達到共識，也不會有社區共同體的精神。政府的參與很重要，但假如政府干預過多，反而會讓社區文化效果不佳，畢竟政府無法顧及到個人生活每一層面的需要；但政府完全不參與也不行，將人們的生活丟給資本主義已經證明會產生太多副作用。因此我們需要人民自組社區，彼此尊重，想想本地居民真正的需要，政府再配合。許多社區自行規劃的地方經濟方案都是很實際可行，很值得鼓勵。

與政府合作是社區活動成功的必要因素。

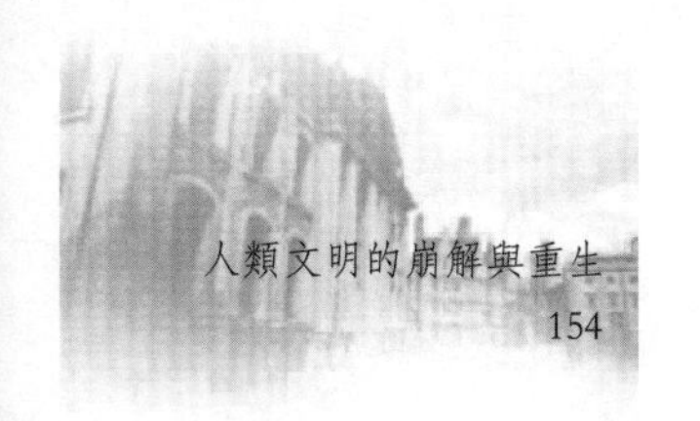

現在人們開始產生一個共同意識：幫助其他人發展也是我們的責任。要達到這樣的目的，勢必要打破舊的專業分隔，跨領域的從心理、消費、文化、經濟、能源與環境生態一起考量，同時運作。也就是說，一套固定的理論無法用在所有人的身上，接下來我們只能提供原則、關鍵元素，讓各地在引導下發展出自己特有的型態。

以下介紹英國的城鎮轉型行動與企業家學校，兩者都通往未來新經濟模式，比起舊的經濟學，這類方式多了一些人文、溫暖與希望。

城鎮轉型計劃

轉型行動又稱轉型網絡、城鎮轉型，是個基於樸門設計原理的環境社會運動。城鎮轉型(transition)這個詞起先由愛爾蘭兩位樸門藝術學生所發明，接著傳到英國南方托特尼斯(Totnes)小鎮，在2005年由霍普金斯與吉恩葛蘭得(Rob Hopkins and Naresh Giangrande)將轉型概念延伸為「小鎮社會經濟當地化」的一系列計畫行動。城鎮轉型計劃行動快速發展至今，已成爲世界性的計劃行動，許多歐美國家政府都相繼展開不同的轉型計畫。

霍普金斯與吉恩葛蘭得稱他們的行動爲轉型文化，他們認爲，在許多環保或社區人士的倡議之外，有更深一層強而有力的動能，能激發更

因地制宜的“能源減量行動計畫”是轉型計劃的核心，以二十年為週期。

多人參與轉型，這個動力就是人們的覺醒，人們發現這時期是個轉機，是一個可以達成建構自己理想生活的機會。坊間太多書籍不是過度理論，就是預言世界毀滅，警告破壞自然的要自食其果，卻沒有解決方案，久了大家自然耳朵就關閉起來，無法吸收資訊了；其實很多人都很有心，想知道自己可以怎樣做、如何參與，不能只有恐嚇。因此他們號召朋友們設計了一系列社區小活動，讓人參加之後覺得充滿精力，並且會積極行動。整個轉型計劃之中，最有名的計畫就是「能源減量行動計畫」(Energy Descent Action Planning，簡稱EDAP)，以二十年爲週期，因地制宜把實施轉型區域的石化能源應用規劃逐漸減至爲零，同時改爲綠色能源的計畫。

霍普金斯出的第一本書就是城鎮轉型手冊，詳細說明轉型的12個步驟，這本書讓許多有意轉型的城鎮聯合起來，當地民眾開始自組團體，透過網路與城鎮轉型總部托特尼斯及其他城鎮聯繫合作，目前單是英國就有超過四十個轉型城鎮，其中有些社區還辦了當地使用的交易貨幣。城鎮轉型運動主要教人如何檢視自己的社區，從食衣住行育樂開始，分項單獨評估，萬一遇到能源危機，社區所能承受的韌性有多少，例如食物，如果交通停擺，我們這個區塊是否有辦法靠自己生存、生產食物？如果可以，又能夠持續多久？再從交通方面探討，目前社區裡

城鎮轉型運動教人檢視自己的社區，在遇到能源危機時，社區是否有承受的韌性？

依賴石油的交通工具有多少？萬一公共運輸都停擺，我們有沒有辦法抵達工作地點、學校或醫院？整套計劃不只教人評估，還發表各種消息，逐步教導人們何時應該找其他單位尋求支持，如何結合外力共同設計符合自己區域的逐步規劃。

近幾年，歐洲與南美洲、巴西、智利等等國家也前後跟進，加入轉型陣容之一，不只是小康城鎮，連貧民窟都參與加入轉型。由於網路的便捷，大家可以親眼看到各地的改變，在網路上參與遠地的慶典（如巴西轉型嘉年華、英國轉型耶誕市場等等），也可欣賞影片，最重要的是--互相激發想法。在網路資訊中扮演關鍵角色的托特尼斯總部，會定期發布網路轉型期刊，霍普金斯也天天在部落格分享文章，報告他與各個關鍵人物的交談內容與心得，並徵求各地轉型小故事來分享。每篇文章都非常積極與正面，尤其是小故事，讓人感到世界處處是溫情。

轉型不只是環境硬體改變，最重要的是人的態度與行爲改變，才有可能形成轉型文化。爲此，霍普金斯與吉恩葛蘭得把一些轉型成功必備的條件，稱爲：轉型元素(Transition ingredient)，包括：義工參與、基礎建設策略、媒體科技、批判性思維、社區支持的農場等，許多生活細節都詳細說明，闡述這些元素的重要性，以及我們該怎樣去看待？其中我最喜歡的是：讓年輕人參與，年輕人包括孩子們。未來的轉型鎮屬新世

轉型不只是環境硬體改變，最重要的是人的態度與行為改變，才有可能形成轉型文化。

代年輕人，任何規劃都不應該去除他們的意見，任何重要決定至少要有一、兩個年輕世代的建議，並且認真考慮這些生力軍的意見；要貫徹執行包括：設計任何演講或活動時，要考慮到孩子，考慮到家庭主婦，適當的安排空間設施與活動，不要讓母親因爲帶孩子出門聽演講很麻煩而不去參與。除了考慮到活動空間之外，甚至可以搭配有執照的義工或保姆、老師幫忙帶孩子，讓大人孩子們都能學習。

霍普金斯提到，唯有親身體驗到轉型文化帶來的創意與快樂，能讓孩子自然而然的參與，並且發揮極大的力量。例如加拿大渥太華的轉型活動，有幾個大學生針對不同主題拍了一系列影片，呼籲其他省加入社區運動。還有蘇格蘭在2010年十一月的轉型會議，不但歡迎家長帶孩子參加，甚至整場會議的暖身活動都是由這些孩子們主辦的。此外，2009年在英國北方的城鎮轉型會議，曾由六位青少年透過當地廣播頻道，花了兩天時間訪問了許多北方轉型鎮的代表。還有在美國洛杉磯，有一位轉型成員的孫女，這位十六歲的女孩，甚至獨自設計一套當地二手衣物回收資源系統。

轉型的故事多采多姿，不同社區各自有特色，不同國家更是有不同風情，例如巴西去年舉辦了轉型嘉年華會，不改巴西熱情開朗愛跳舞的天性，俊男美女以當地水果與食物大爲裝扮熱舞，熱鬧又開心。

轉型文化帶來創意與快樂，能讓孩子自然而然的參與、並且發揮極大的力量。

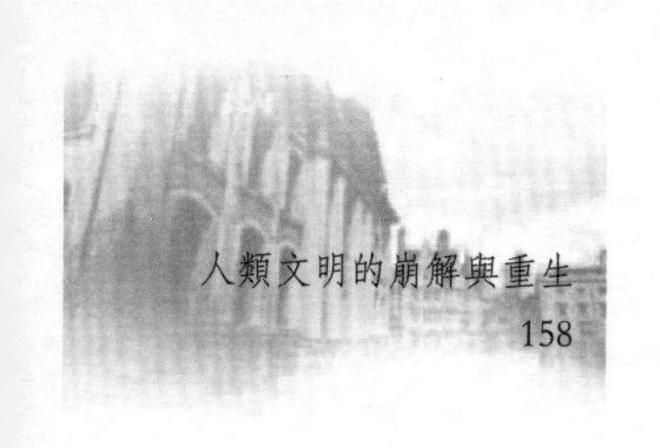

參與城鎮轉型的巴西人總愛用足球來比喻他們的轉型活動，驕傲地說：「雖然英國人發明足球，但現在世界最棒的足球員就在巴西！」

這一切都顯示，若給予足夠的陶冶與信任，擁有主導權的年輕人就能夠結合的創意與單純，替未來創造出無限的潛能。

社會企業家學校

城鎮轉型計劃的模式之一，就是結合社會企業，在推動環境與文化改變的同時，幫助復甦當地經濟。英國城鎮轉型的總部托特尼斯同時設有一個社會企業公司(Social Enterprise)，爲當地許多企業提供諮詢與專業指導服務，所收顧問費或是捐款皆爲增益社區轉型計畫所用。這種模式相當成功，不僅支持轉型計劃行動所需的經費，並且幫助當地企業逐漸瞭解新經濟市場，又更進一步帶動更多民眾參與。

創辦人吉恩葛蘭得(Naresh Giangrande)在2010年曾應中台文化顧問公司的邀請，來台巡迴演講，在台北及高雄舉辦轉型工作坊，並寫下來訪心得。，他認爲，雖然目前台灣當局保護石化能源政策導致整個社會過度依賴傳統石化能源發電，但他對於台灣

[吉恩葛蘭得台灣之行心得（一）
http://transitionculture.org/2010/10/28/the-china-syndrome-part-one-naresh-giangrande-visits-taiwan/
‘吉恩葛蘭得台灣之行心得(二) http://transitionculture.org/2010/10/29/the-china-syndrome-part-two-naresh-giangrande-visits-taiwan/]’

轉型的潛能大爲看好，相信台灣人民在遭遇天災不斷的情況下，會很快自覺危機，接下來若由企業界帶領轉型，可以帶動許多正面力量與契機。

社會企業家指的是覺知到社會問題的人，運用企業精神及方法來組織並管理一個企業，達到社會改變的目標。

當一般企業家以利潤來評估經營成效時，社會企業家以推動社會變化的影響力作爲經營成效的評估基礎。目前有一些社會企業家結合非營利組織或是社區組織工作，但也有許多在私人機構或是政府單位工作；許多國家都有訓練社會企業家的課程，在英國最著名的就是UnLtd及The School for Social Entrepreneurs（SSE），兩者都是由慈善機構贊助，幫助並指導希望成爲社會企業家的人們成立公司，一步一步達到夢想。尤其是後者，英國社會企業家學校（SSE）包括倫敦總部共有十間學校，澳洲也有一間分校，每間分校課程與贊助方式不同，不斷連結英國各地有夢想的人，慢慢改變社會。

英國第一間社會企業家學校在1997年由麥可．楊爵士（Michael Young）成立，此人在英國設立了將近40個機構，包括消費者基金會及空中大學。企業家學校的宗旨是幫助人們運用創意及企業能力，爲社會大眾謀福利。學校幫助個人在英國一步步建立慈善組織、社會企業及社區公司。他們相信，社會改變在人爲，最珍貴的資源即是人力資源，也因此，社會企業家

社會企業家以推動社會變化的影響力作為經營成效的評估基礎。

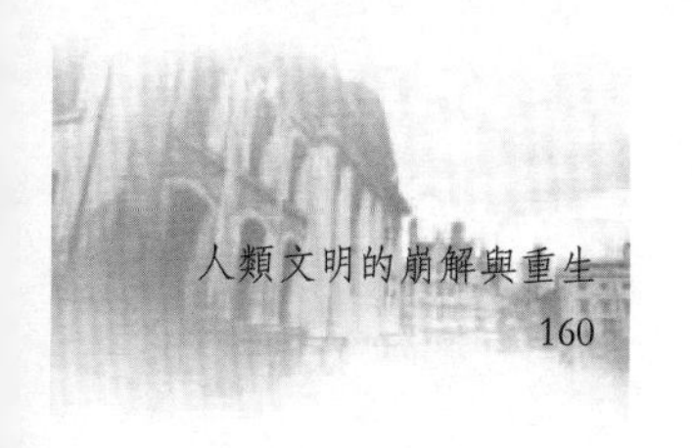

學校不設限，凡是有夢想的人都可以申請，有意願的人經過面談個人計畫之後可確認入學。由於不設限，學費也是依個人狀況而不同，對於經濟較困難的學生，有的分校甚至可以免費入學，或是由機構補助部分學費；有分校的則與私人企業合作，當學生達到設定的目標時，可發給高額獎金。

五種特色課程

該校的教學方法針對不同個人而設計，尤其強調互動與實作；課程時間大多爲一年，包括五種元素：

一、行動學習方案。最好的學習是由親自行動中學習到的經驗。讓學生組成小組，在著手自己的計劃時互相給予意見與想法，一起克服真實世界所遇到的困難；這種由經驗中的學習的方式，讓許多人畢業之後仍繼續延續原先的計畫，鮮少放棄。

二、見證課程。學校會創造許多場合，讓學生互相學習，並向已成功的學長姐交流請教，甚至辯論；學生可以選擇有興趣或與自己計畫相近的社會企業家交流，見證並從別人的成功經驗中學習。

三、專家課程。許多社會企業家剛開始爲理想家、或夢想家，不懂企業操作；學校會請專家教學，針對法律、財務、企劃、行銷、穩固資金，合夥關係等重要議題爲學生上課及親自指導。

社會企業家學校強調互動與實做。

四、參觀個案計畫。學校經常帶學生參訪許多成功的社會企業，去瞭解這些企業成立的過程、環境、如何克服困難、如何繁榮成長；學生可以藉此感受到自己正在企業家當初走的路上，而且每次參訪都學習到不同的觀點，激發不同的想法。

五、指導老師。學生可以選擇指導老師，指導老師可針對學生的計畫給予私人指導與建議，所以即使學生畢業後，與指導老師之間的友誼會一直持續下去，彼此成為重要社會網絡之一。除上述課程元素之外，社會企業家學校還將許多希望貢獻自己力量的人連結起來，成為相互支持的夥伴與未來事業的重要人脈。

值得一提的是，這些社會企業家都很年輕，許多都是二十幾歲三十出頭而已。由於講究實作中學習，幾乎所有學生在入學一兩個月之內就自己設立了網站或公司，開始朝目標前進，當中的許多畢業生均有驚人成就，例如著名的生態社區BedZed創辦人，就是社會企業家倫敦分校的畢業生。許多學生也有耀眼的成果，包括為視障者設計閱讀電腦螢幕的軟體程式、成立家暴防制中心、利用傳媒改善許多當地人的生活、成立弱智體能中心、設計當地衣物或資源回收利用、設立憂鬱症諮詢網絡、建立地方健康服務、促進人民參與社區活動等各種計劃包羅萬象，所有計畫背後都有夢想與故事。

每一個年輕社會企業家都像顆善的種子，在社會各角落生根，並發揮自己的力量默默為社會奉獻，實踐理想。不難想像，超過十年的經驗累積與發展，現在的英國社會已有數不清像這樣有意義的小計畫正在同步進行；再過幾年，這群年輕人即將變成支撐社會的中堅分子。可想而知，未來的英國社會即使遇到金融危機，或者依然有許多社會亂象，但這些社會企業家共同編織起的人本救命網，將在社會面臨危機時展現出善的力量。

在地規劃、環境與經濟的可持續發展

斯特勞德、托特尼斯與佈雷肯比肯斯國家公園市鎮轉型計畫案例研究

延續前一章所談未來新經濟：城鎮轉型的介紹之外，本文另外介紹了二個社區案例，讓我們在探討環境可持續性時，對經濟發展也能有新思維和新形式可供參考。

當今世界傳統工業的發展已達到頂點，正面臨著「石油峰值」（在峰值之後，石油供應將下降，或稱爲「產油高峰」）和氣候變化所帶來的後果，因此，政府已經開始重視可持續發展，提出一系列促進低碳的社區倡議。得益於此，一場當地化行動正積極展開，以建立更多可持續發展和延展性強的經濟體制，用新能源替代石化燃料。

這場行動的支持者有時會把矛頭指向資本主義，認爲資本主義是導致世界問題的禍源，使得傳統工業被破壞，貧富差距不斷加大；全球市場也備受指責，他們認爲全球市場點燃了人們永遠無法被滿足的欲望，給環境帶來災難性的後果。的確，批評家大衛·克騰甚至指出：「現代帝國社會似乎被蓄意用來粉碎和擾亂人類生活，它使人們幾乎無法擁有健康的人類

「現代帝國社會似乎被蓄意用來粉碎和擾亂人類生活，它使人們幾乎無法擁有健康的人類發展所需要的基礎--持久而充滿關愛的關係」。

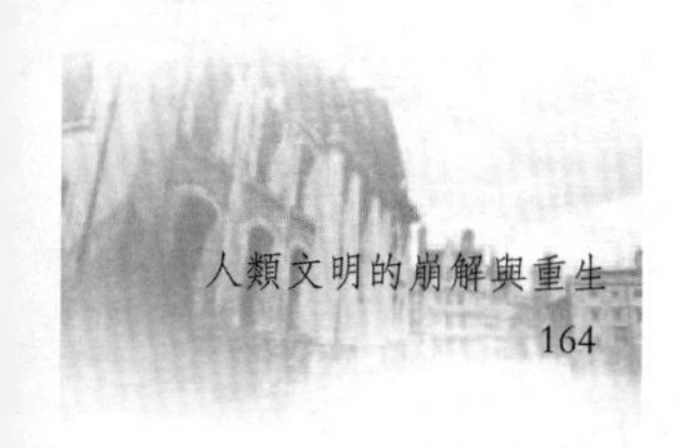

發展所需要的基礎--持久而充滿關愛的關係」。

上述的批評也許不完全對，因爲市場經濟乃是人類社會的產物，它反映人類的活動和欲求，創造人們想要的生活方式。經濟的發展模式乃根據人們的生活需要而改變，目前地方企業和政府所經歷的改變就是其中的一種形式，它有可能預示著新型資本主義的開始和新生活方式的出現。

如果我們能夠承認新經濟和社會組織形式正在創新的這個事實，那我們就可以探知，如何藉由規劃可持續、立足當地的社區推進這個創新轉型的過程。從而關注地方社區的企業活力，我們有必要先瞭解這些企業如何調動地方網路，而地方網路如何爲企業減輕負擔，並把企業納入規劃中。這些觀察不僅讓人感受到親歷變革所帶來的快慰，還能使人眼前一亮，看到新型地方經濟的前景。然而從經濟的角度看，什麼才是推進地方社區發展的最佳方式呢？此外，如果地方經濟能被當成一種經濟體制（如在生態系統中一樣），那麼在目前單一的經濟文化下，能否同時容納其他經濟形式呢？

爲了回答這些問題，我們可對三個地方的社區規劃成功案例進行審視和比較。

經濟的發展模式乃根據人們的生活需要而改變，目前地方企業和政府所經歷的改變就是其中的一種形式，它有可能預示著新型資本主義的開始和新生活方式的出現。

案例一：佈雷肯比肯斯－水力發電的經濟效益

第一個案例就是佈雷肯比肯斯國家公園一些社區的做法。幾年前，一位來自Talybont-on-Usk，名叫葛籣維爾·漢姆的年輕人提出了一個製作小型水力發電機的想法，他和一位剛從大學畢業的年輕工程師一起自製了三台水力發電機，結果，他藉由出售電力給國家電網賺了不少錢。兩年後，葛籣維爾開始關注全球變暖和環境方面的問題，就在此時，他的發明創造入圍NESTA大綠色挑戰賽的決賽，因此他開始說服當地土地所有權人與他合作，把地方社區都調動了起來。他爲這些土地所有權人免費提供水力發電設備和技術，向這些地主和國家公園換取所有河流的使用權利。他們所發的電不僅供給了當地的家家戶戶，剩餘的電還賣給了國家電網；出售電力的所得收入，農場主人和土地所有人獲得一半，另一半則歸葛籣維爾所成立的公司所有。

該公司名爲"綠色山谷"，成立於2009年，是一家社區福利公司，不以盈利爲目的，除了上述成績外，還鼓勵地方社區成立與綠色山谷一樣的姊妹公司。此外，該公司還對這些姊妹公司的盈利支出進行管理，保證把錢只花在零碳排放和能源可再生的項目上，或者用於教育投資。有些當地社區目前已經配備了生物能源社區用車和電子車，當地所有的學校都有了更新的設備，教學規劃的費用也解決了。這些公司的目標，

這些觀察不僅讓人感受到親歷變革所帶來的快慰，還能使人眼前一亮，看到新型地方經濟的前景。

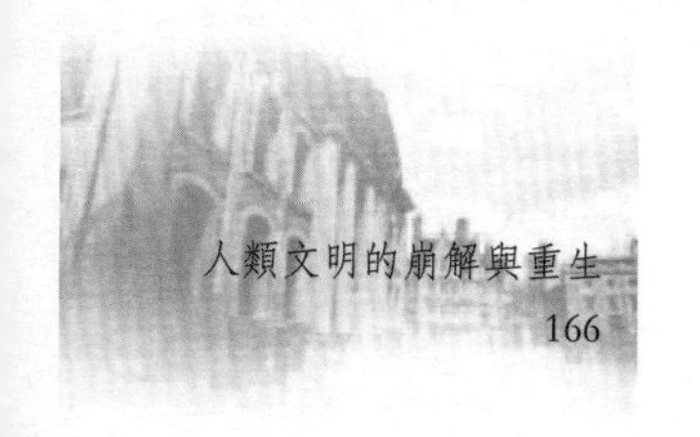

是在三年的時間裡滿足所有佈雷肯比肯斯國家公園社區的供電。

案例二和案例三：托特尼斯和斯特勞德市的城鎮轉型運動

另外兩個當地社區規劃範例研究與英國城鎮轉型計劃有關，分別在托特尼斯和斯特勞德市，他們呼籲當地居民審視自己的生活環境，使其生活環境在產油高峰之後更符合可持續發展的需求，更加富有彈性。英國城鎮轉型運動的創始人之一鮑勃·霍普金斯在2008年出版《轉型手冊──從石油依賴到本地適應》，條分縷析地爲人們提供了操作性很強的建議，幫助世界各地有意加入改變的人們。對於想要在當地擁有靈活適應性的人來說，需要照顧到生活中的多元面向，包括食物、能源和交通等因素，他們需要地方議會的支援，大家一起制定符合當地情況的社區計畫。

托特尼斯是城鎮轉型計劃行動的總部所在，該市也是最早起草轉型倡議的城市之一；許多大型轉型活動都由托特尼斯轉型網路主辦，如2010年英國首屆轉型大會。該轉型網路不僅爲想要建立自己轉型城鎮的對象提供教育和培訓，還建立了轉型培訓和諮詢公司（TTandC），該公司是一家社區企業，旨在聯結地方社區的企業和組織，提供與轉型相關的培訓和諮詢服務。

另一個轉型城鎮是斯特勞德，也是這項轉型計劃行動最早發起的地方之一。斯特勞德倡議是由斯特勞德區議會的一些人士所發起，他們把美國俄勒岡州波特蘭市的轉型計畫作爲藍本，對自己的社區進行規劃，最終制定出符合俄勒岡波特蘭市路線的區域全面轉型計畫。該市的做法和其他轉型城鎮一樣，組織了不同的工作組，邀請企業和政府人士參與並獻計獻策。

托特尼斯和斯特勞德轉型計畫之所以脫穎而出，也是因爲他們在當地擁有自己的貨幣。

英國有幾個社區擁有自己的貨幣，分別是托特尼斯、路易斯、斯特勞德和布里斯頓市，當中斯特勞德的貨幣最全面，其合作社擁有民主貨幣。這些貨幣主要用來建立地方經濟制度，促進供應鏈的在地化。每一種貨幣都隱含著不同的哲理，都表達了在目前全球性經濟體制之外創建新經濟系統的意願。出於對資本主義「單一文化」的疑慮，人們因此開始探求價值的真正含義以及不同勞動者所能受到的適當獎勵方式。這些新經濟形勢包括：地方兌換交易計畫（LETS）、時間銀行（一小時的工作相當於一筆「時間信貸」）、時刻（遲早會被命名的紙幣）、轉型英鎊、美國替代貨幣Berkshares、Regiogeld（根據傳統貨幣命名的紙質貨幣），以及很多其他形式，如信貸聯盟、本地債券、小額貸款等。正如彼得·諾斯所說：「單一文化就像是單一耕種，是僵化的。」人類需要像生態系統一樣，有「多種多樣的貨幣形式」，而對新經濟制度不同方式的探索，則能夠啓發我們看到未來經濟的樣子。

綜上所述，當我們在考量社區規劃時，「綠色山谷」和佈雷肯比肯斯國家公園的範例就提供了樣本，讓我們看到當一個公司充滿遠見和熱情地與地方政府合作時，它能多麼迅速地在保持傳統路線的同時促進網路的發展，並帶領整個區域進入一個

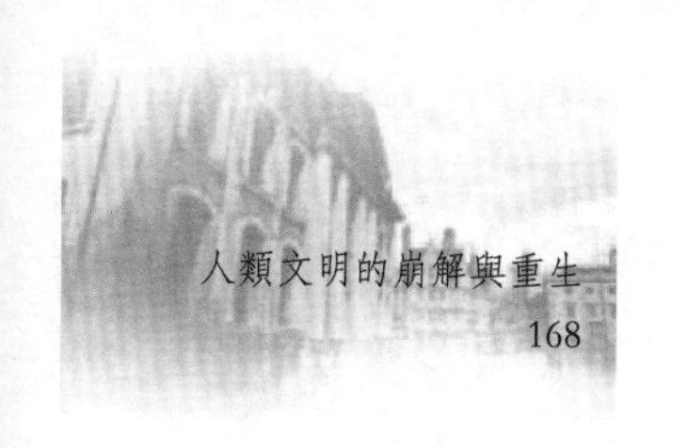

在環境上更加可持續發展的未來。從另一個方面來說，城鎮轉型倡議擁有更多溫暖的想法和行動，它使得當地群眾之間的情誼更加深厚了。基於這些理想和切實的思考方式，人們才對替代經濟體制進行了實驗；也許，當我們再次遇到諸如環境可持續性、生物多樣性和替代技術這樣的問題時，我們能夠告誡自己，創新的解決方案是值得我們考慮的。

（本文爲作者的英文研究報告，發表於北京國際交流協會 可持續發展專業委員會特刊上的文章。譯者 吳波）

參考資料

科騰.大衛C（2006）大轉折：從帝國到地球社區。Kumarian出版社第290頁

綠色山谷網站
http://www.thegreenvalleys.org/index.php?option=com_content&view=article&id=170&Itemid=137 Aug 13th, 2010

霍普金斯.鮑勃(2008)轉型手冊:從石油依賴到本地適應。綠色書籍。

政府和企業工作組。斯特勞德官網：
http://www.transitionstroud.org/content/blogcategory/26/122/ Aug 13th 2010

諾斯.彼得(2010)本地貨幣-如何在你的社區實現。轉型書籍第14-21頁

積極面對挑戰

在本章一開始時，我們提到在長期要建立許多不同型態的可持續發展社區，而轉型期的關鍵在檢視內心，發現個人價值。當我們找到人生價值，開始珍惜周遭的人事物，發掘各種可能性，社會就邁進了一大步。馬克教授的結論是：相信這樣的人會越來越多，共同努力，積極面對挑戰，齊心度過轉型期。

訪談：團結、互助、行動

士培：這是一個很正面也很實際的方法，並且讓我們在面臨變動時互相幫助。

馬克教授：我相信人遇到困難時能夠凝聚起來，主動互相幫助。自古以來當人遇到危機時通常都會團結起來，危機有凝結內部力量的效果；當然，有時危機卻產生另一個完全不同的結果：個人變得自私自利，若是遇到法律或社會秩序瓦解，人類甚至會侵略別人。好壞狀況都有可能發生，甚至同時發生。

教導人不能只用說的，那樣沒有效果，所以用一些正面的示範來帶領人們是很重要的。

士培：該如何讓人性展現好的一面？

馬克教授：必須透過示範，不能用教條，教導人不能只用說的，那樣沒有效果，所以用一些正面的示範來帶領人們很重要。

比如當我們遇到對未來發展有興趣的人，我們可以讓他們知道社會正朝著哪個方向前進，提供他們知識和工具，並且告訴他們一些已經成功的案例。也許他們會跟著走，也許不會，但至少都會瞭解到：個人是有影響力的。若有機會，也可以想辦法去改變執政單位的觀念，請他們協助我們；反之亦然，當權者也需要大家的協助。

現代社會有個現象，人民喜歡批評官員、老師等公職人員，卻沒有給予積極的建議或鼓勵；其實我們不該隨口批評，反而要好好去觀察，這些人其中是否有真正願意做事的人？假如找到了，還要去幫助他們，一起創造出一個比較好的社會，一起解決現有的問題。

士培：簡單的說，現在我們要學習用行動幫助好人。

馬克教授：也許很多地方都已經開始這樣做了吧？西方國家在這點還需加強，一般西方社會的行政官員比較不被尊敬，可能是與深植於歷史的反威權主義有關；同時，西方社會也比較不尊敬年長者，這也與物質文化有關。大家都喜歡年輕人，年輕人在物質文化之下也比較會去買東西——這個社經體系就是如此運作；另外，社會也給予「新」事物較高的價值，間接影響人們對傳統的看法。

學習老人與傳統的智慧

老人與傳統智慧都有許多值得學習的地方，不同的傳統都在教導人與人、人與自然之間要怎樣相處與共存，我們必須支持願意維護這些價值的人。政府做錯事時需要被批評，同時，我們也要協助政府人員讓社會轉型，要看長遠一點，做些有益社會的事，去協助周遭許多個人的努力，逐漸創造出一個彼此欣賞的社會，這是一個綜合的過程。

人們需要檢視內心，並採取行動讓自己的生命更有意義。這是起步。接下來相同理念的人們也許會聚在一起，共同創造新互動文化，參與各種活動；若政府願意參與，大家還可以同時幫助其他團體，自動組成的互助團體，去做對的事。

同時，政府的參與非常重要。因爲萬一社會秩序真的崩潰，或國家被某一個災難襲擊，若沒有政府參與，通常人民自組的善意小團體會瓦解。

但政府權力也有可能瓦解，我們現在必須盡量去預防這種情況發生，也就是爲什麼我們必須協助政府，不是光批評，要慢慢把他們拉往正確的方向。若一般大眾平日不尊重政府部門，那麼危機來臨時政權的確有可能會瓦解。

政府的參與非常重要。因為萬一社會秩序真的崩潰，或國家被某一個災難襲擊，若沒有政府參與，通常人民自組的善意小團體會瓦解。

在全球化物質主義的影響之下，不尊重執政者似乎變成了一種全球經濟文化現象，只注重短期效益，這種現象腐蝕了許多應有的價值。

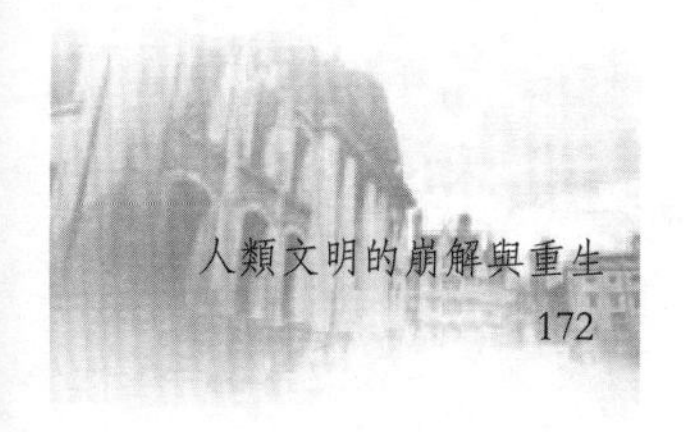

這種情況已經在許多國家發生了，各地都有這樣的現象，這不只是西方的問題，而是在全球化物質主義的影響之下，不尊重執政者似乎變成了一種全球經濟文化現象，只注重短期效益。這種現象腐蝕了許多應有的價值，不只是對人的尊重、對地位的尊重，甚至許多政府的價值觀都是金錢導向。

但是相信在世界各地的政府團隊之中，仍有一些真正想爲人民做事的人，他們也許權力不大，或是被排擠，對於許多政策感到很掙紮，不是每個執政者都是一樣的。我們必須學習去真正瞭解社會真相，去認出團隊裡的這些有心人，協助他們做事。

訪談：認出善意認真的人，學習相信政府

士培：這並不容易，有心的執政人員通常反而會被自己的團體所犧牲掉。

馬克教授：你說的沒錯，這是很弔詭的情況：有心人常被犧牲掉，這就是為什麼我們要多給他們支持。若我們自己是當權者，那麼我們也要盡量去幫助有心為世界做些改變的人，無論國籍與人種，要支持有相同理念的人。

士培：現代人在面對執政者時，因為之前的經驗太過失望，以至於許多人

有心的執政人員通常反而會被自己的團體所犧牲掉。

採取敵意或刻薄的態度去面對，怎麼辦呢？

馬克教授：是的，我可以瞭解，但我們必須試著繼續相信；放棄只會變得更糟糕，政治文化會變得更加短視近利，淪為財團與媒體的走狗。

希望我們還不會太遲，許多國家的政治已經很糟糕太久了，也許有人覺得政治變壞的趨勢無法避免，但我其實並不這樣認為。你看，隨便在路上找個人聊，我們都會發現，大家雖然對現任政府很失望，但其實大多數人心底都還存有一絲希望，只要有一兩位好的政治家站出來做榜樣，同時也有足夠的民眾協助他們，那麼其他人也會跟隨的。我們的處境並不絕望。

士培：大家都可以說出美好的願景，承諾民眾；或開出許多理想支票，卻不一定去做。您認為如何才能認出真正為民設想的政治人物，他們有沒有共通的特質？

馬克教授：判斷他們長期的言行是否一致。是否長期維持相同的訴求？當權時，是否有試著將這些訴求付諸於行？任何一個執政者都知道，事情總比預期複雜得多，要考量許多不同的壓力，政策永遠必須妥協。因此，人民必須學習對政府有合理的期待，也必須尊重

當政府人員有心做事時，需要民眾的協助，加上適時的批評與建議。人民對政府的期待也要符合人性，要公平，不是期待政府拿特效藥解救人民。

政府的決定，瞭解妥協是政治的本質；不需要妥協的政府就是獨裁。

在種種限制之下，政府不一定每次都能做出最正確的決定，但人民可以清楚的看到，政府是否有試著朝向對的方向去努力？當政府人員有心做事時，是需要民眾的協助的，加上適時的批評與建議。若執政者變得比較防禦，封閉外界的想法，不聽不同團體的建議，這時他們很可能就會鑄下大錯。

相對的，人民對政府的期待也要符合人性，要公平，不是期待政府拿特效藥解救人民。很多執政者剛當選的時候，民眾會非常期待他們的能力與可能帶來的轉變；幾個星期過後，當光環退去，失望的民眾就會開始不斷批評，這就是不當的期待。

也許這是人性，團體崇拜英雄。我不知道未來會不會改變？群眾是不是永遠都會這樣呢？我不清楚，但我們還是得試試看，找出好的政治人物，去協助他們，若不如此，許多社會問題是無法解決的。行動必須建立在平衡的互動之上，個人、社會團體、跨國籍的團體、政府部門之間都要努力一起合作，協助世界成就好事。

訪談：人民需要多參與 並為自己的選擇負責

士培：您說的沒錯，需要大家共同參與。但是許多人即使只是花一分鐘的時間也不想參與，別說政治，光是填問卷，有些人即使有空也不想填。

馬克教授：的確，這也是一個問題，人們通常覺得自己的意見不重要，覺得根本不會有人在意；即使他們願意投票，他們也覺得自己的票對結果不會有甚麼太大的影響。當然，人民的被動與漠然在某一方面是可以理解的。但我們還是要試著去相信和參與，凡事都是有救的。

士培：我很認同您剛說的一個重點，就是人民也要負起責任，對執政者有合理的期待，他們也是普通人，不是超人。

人們通常覺得自己的意見不重要，覺得根本不會有人在意。人民要多為自己的選擇負責。平時沒有行動，直到發生問題時才互相責怪。有時自己做錯事，反而去法院告別人，整個世界被「合法的怪罪文化」所充斥。

馬克教授：非常正確。人民要多為自己的選擇負責，現在許多人傾向將責任推給別人，或是推給政府，平時沒有行動，直到發生

人們通常覺得自己的意見不重要，覺得根本不會有人在意。人民要多為自己的選擇負責。平時沒有行動，直到發生問題時才互相責怪。有時自己做錯事，反而去法院告別人，整個世界被“合法的怪罪文化”所充斥。

問題時才互相責怪。有時自己做錯事，反而去法院告別人，整個世界被「合法的怪罪文化」所充斥。

其實先去認清問題比較重要，而不是先去責怪。認清問題才有可能以建設性的方式來解決。

士培：我猜想，會怪罪別人是因為不知道如何表達心中的沮喪，似乎責怪變成一種宣洩情感的方式。

馬克教授：這是可以理解的，人在沮喪的時候當然是有抱怨的權力；我自己就常常對英國的執政者感到沮喪。

士培：那怎麼辦？或許我們誤會，或許是對方無能有時對某種情況我們真的很生氣，這時我們該怎麼處理？

馬克教授：各種反應都是會有的，生氣也是自然的情緒。對於政策有時我們必須理性一點，體貼一點，但有時我們也有憤怒的權利，比如說發現政客走偏，或明顯的做錯事卻不悔改等等，這些人也許會因為人民的憤怒而離職。重要的是，我們生氣之外也要想到，政府也是人，接下來我們應該如何來協助他們回到正確的方向，做對的決定。

士培：我們剛提到政客因物質主義而不顧做長遠計畫，只為短利而考量政策；但是民眾也是這樣，要在短時間就看到成效，

當政府人員有心做事時，需要民眾的協助，加上適時的批評與建議。人民對政府的期待也要符合人性，要公平，不是期待政府拿特效藥解救人民。

人們都希望快點看到成效，卻忘記自己要配合。計畫通常都需要時間才看得到效果，不然就是得為大局做出非常不受民眾歡迎的決定。

希望很快就看到政府的政績。

馬克教授：這是同一個問題，人們都希望快點看到成效，卻忘記自己要配合。民眾甚麼都要，而且現在就要，真的要到了又會不滿意；因此，現在的政治人物很難認真去做計畫，因為這些計畫通常都需要時間才看得到效果，不然就是得為大局做出非常不受民眾歡迎的決定。

雖然如此，目前還是有一些好的政策在進行，所以情形不是沒希望的，即使有些政客越來越短視，利用媒體增加知名度，或是以民調結果來改變自己的主張。假如每個政治人物都如此，政壇勢必形成一個惡性循環，但是選民眼睛是雪亮的，這些政客通常也不會被民眾所尊敬。

以前的社會並不是如此。執政者可以告訴民眾一項計畫需要多久的時間，當政策違反他們的原則時，他們甚至會辭職。以前的政府比較受人民尊敬，大家覺得他們是嚴肅認真對待公眾的事情。

其實，現在大多數的投票者依然期待一個有擔當的人來為社會做事，他們希望找到一個說實話又肯幹的人。從一些民調我們可

以前的政府比較受人民尊敬，大家覺得他們是嚴肅認真對待公眾的事情。

民眾若願意協助這些認真而有尊嚴的政治人物，必然可以形成對短視政治的反動力量。

以發現，一些評價不錯的政治人物不一定長得好看，不一定有很高的政治地位，但大部分都能堅守自己的原則，對自己說的話負責。這些人的發言不會因媒體或民調的變化而變化，通常是政治上的清流，保有自己的尊嚴，然而，這些人通常也不會進入政治權力的中心，因為政府也許不喜歡他們發表的言論。

士培： 您認為，在艱苦的時期，這些認真做事的人會被民眾發現嗎？

馬克教授： 是的，隨著時間的轉變，在艱困的時期這些認真而有尊嚴的政治人物會被人民發現，加上民眾若願意協助他們，也許會在這個物質世界裏變成一股對短視政治的反動力量。這是一線希望，隨著時間推移，我覺得這是有可能發生的。

堅持品質　保存真善美

把所有責任歸給政府並不公平，也不務實。實際上，無論任何個體或事業都有可能遇到經濟不好、生活變辛苦的狀況，我們應該要正視這個問題，同時堅守崗位，一起出力渡過轉變期中最糟糕的時刻。

經濟物質文化正在慢慢侵蝕人們的傳統價值與工作態度。這種變化是慢慢滲入心裡的，所以要時常提醒自己，並盡量去把關。

自然、創造力、行動、高貴道德、人類的愛，世界的美是因為這些價值才存在，而不是因為它們的市場價值；人類因真善美而快樂，它們將人類連結在一起，讓人類及其他生物得以延續。

舉例而言，學術界逐漸走向企業化方式經營，許多學校都希望多收學生，當然學校需要顧慮到經濟狀況與經費來源，但面對新學生時，老師必須堅持教學品質，不能隨便降低學術標準，同時學校應該持續獎學金制度等等，這些細微的態度都很重要。

每人多少都會遇到類似的挑戰，經濟物質文化正在慢慢侵蝕人們的傳統價值與工作態度。這種變化是慢慢滲入心裡的，所以要時常提醒自己，並盡量去把關。唯有堅持標準，不應付也不放棄，才能讓我們的文化得以保存，甚至重新創造出人性價值。

在面對艱苦變動的時期，我們應該努力保有哪些態度與傳統價值呢？馬克教授認為，「真、善、美」是人性和宇宙的基本價值，保存真善美，世界才能繼續被推動，尤其是美，常被人所遺忘。

自然、創造力、行動、高貴道德、人類的愛，世界的美是因為這些價值才存在，而不是因為它們的市場價值；人類因真善美而快樂，它們將人類連結在一起，讓人類及其他生物得以延續。

士培：　這聽起來有點模糊。

馬克教授：的確是模糊的，因為這是主觀的認定。但假如我們承認它的存在，我們就會想辦法去保存。即使今天我和某人對於甚麼是美可能有完全不同的定義，但是沒關係，重點是真正發現——這真美，要好好保存下來，而且這種美和金錢是不相關的。

士培：我懂了，也許某個音樂讓我覺得真心感動，真的美，但重點不是保存它的CD，而是要去努力讓這樣的音樂不要消失，以此類推就關聯到很多方面了。

馬克教授：保存各種美，讓它繼續下去，這是一件好事，做這些事會讓人們凝聚在一起。比如說，一群人激發點子一起創造出甚麼來，不是因為賺錢，而是因為他們覺得這樣做很美，這也是很好的。由感動與分享中保存美，逐漸讓人們互動，連結起來，同時，個人也會得到一種滿足感，感覺生命充滿意義，並且能幫助別人。慈悲也是一個很重要、需要保存的價值。

士培：若一個人單獨從個人創作時，這種創作要如何去感動他人，其他人也才會希望去共同保存這樣的美呢？

馬克教授：並不是只有美才值得保存，許多其他的價值，如慈悲等等，都是值得保存的，因為真善美通常是在一起，美與善似乎是一體兩面的。

士培：我的意思是說，是不是當一個人真心喜愛某件事的時候，比如說

由感動與分享中保存美，逐漸讓人們互動，連結起來！

舞蹈，他在行動之間就會產生一種純度，一種誠懇，一種神聖。您剛提到善與美，若這善與美是真心的，自然會吸引並感動周遭的人，與是否受過專業訓練無關。

馬克教授：是的，我相信是這樣，類似的活動有療癒的功能，讓人們在過程中得到很深的滿足感，並激盪人們產生更多想法。這種滿足感是收集物品無法得到的，這令我想起一個十八世紀的政治家艾德蒙·柏克（Edmund Burke）在一篇文章「崇高與美」（Sublime and Beautiful）提到：「一個賦有美感想像力的人，所有可見之美都是他的財產」。這意思就是說，當一個人真正懂得欣賞美的時候，他不需要去擁有，因為他心裡已經擁有所有他見到的美了。

感恩與美

士培：美不假外求，生活中俯拾即是。我很喜歡的一句話：「舒伯特在磨豆機中，聽見了天籟般的四重奏；楚浮在野孩子的身上，看見了永恆不滅的動人影像」在這些藝術家的眼裏，世界何處不美。我相信在他們的心裡，一定也包含了對生命深深的感謝。

馬克教授：這與有信仰的人對任何事都會感謝神是相同的道理。真正

真正的美經得起時間與文化的考驗。
當人們開始參與，就代表有希望了！代表我們已經走一半的路程了！

懂得欣賞的人，看待許多事都會帶著感恩，或至少感覺他們有幸見到、聽到這麼美的事物。

士培：我想起幾年前台灣的九二一大地震。這個地震發生在半夜，驚醒很多人，也造成不少傷亡。記得發生地震後的第二天，我們還是得上班，那時我擔任學校老師，搭車時車上一片沮喪與寂靜，每人心裡都很難受；抵達學校，慢慢走進校園，接著忽然聽到操場傳來小朋友的笑聲，一些孩子沒有受到昨晚的影響，像平常一樣在遊戲場嬉戲。我永遠記得那一刻，孩子的笑聲真是天使的聲音！很感激那天，我的心被孩子治癒了不少；平時認為的吵鬧，竟然在這樣的機緣，讓我換了角度來欣賞童心的可貴。就像您剛說的，若要欣賞每件事物的美，真的要有感激的態度；現在如果要我保存一樣美的事物，我希望能保存孩子的笑聲。

馬克教授：有些美是不經意之間被發現的，在我們周遭就有許多很美的事物。

士培：是否接下來幾年，當人們面臨越來越多的挑戰與改變，就會逐漸學會如何感激自己所擁有的東西呢？

馬克教授：當我們生活富足，就比較難去欣賞身邊的美；擁有太多的事物，生活中塞入太多，就無暇思考。艱困的時候人們比較會去反省生命

我們不是要變成另一個極端，不去擁有東西，而是要想辦法跳脫被物質主義套牢，從生活中體驗美，找到個人內心重視的價值。

的價值，認出生命中美的事物，也許現代人會被迫學習到這一點；許多現代社會認為的美其實很短暫，其實真正的美會不斷持續，甚至歷久不衰。有趣的是，長久以來，不同文明所認為的美都很類似，真正的美經得起時間與文化的考驗。當世上許多物品被大量製造時，真正的美卻有一種獨特性，無法輕易被複製，如同創作的每一刻都是特殊的，沒有任何一件作品或計畫是相同的。

士培：當我們被美所感動時，其實那是一種很私人、親密的獨特經驗，也許因為如此，人們逐漸去欣賞每一個人事物的本質⋯天地之間好與壞都有存在的獨特必要性。

馬克教授：自然界沒有任何一物是完美的，這才是美的本質。宇宙生物都有它的缺點，不僅是生物，還包括星球、銀河等。沒有缺點，宇宙就不會運轉；完美似乎帶來一種靜止狀態，也許這就是宇宙中心的本質。其實我想說的只是，真正的美有獨特性，無法被複製，我們可以將自己周遭堆滿漂亮的商品等等，它們也許很吸引人，但是不美。

士培：您覺得美是不是可以被傳遞、傳播的呢？也許美很難被複製，但是否可以被傳遞開來呢？

馬克教授：絕對可以，學習參與美好的事物，不只是幫助自己走過艱

鼓勵人們少擁有一點，珍惜並學習保養，壞了可以修理、重新製作。

困，這樣的行為還可以是一種社會指標。當人開始採取主動，就代表他們已經找到讓自己生命有意義與價值的事物了，這就是轉化的關鍵。當人們開始參與，就代表有希望了！代表我們已經走一半的路程了！

對於一些不瞭解生命獨特之美，不想參與任何顯露生命真善美活動的人，我感到滿傷心的，因為即使擁有再多東西，他們過的生活無法讓他們快樂，就會給周遭的人製造麻煩。

降低物質慾望　接受不同程度的努力

士培：有時候我想，人們是否因為恐懼而想去擁有物品？這也許不是壞事，例如一個人買房子，就是希望在法律上被保護，擁有自己的生活空間，不容易被他人侵犯等等。但在擁有之後，也許我用創意來佈置家裡，付出心血照顧花園，也許在其中就學習到了過程之美，花園因為我的感情變得獨一無二，於是我更想去保存與維護它。這樣的擁有，和之前提的物質主義依該是不同的。

馬克教授：這是很好的例子，我們不是要變成另一個極端，不去擁有東西，而是要想辦法跳脫被物質主義套牢，從生活中體驗美，找到個人內心重視的價值；參與及付出感情，足以讓任何東西變得獨特。任何活動

轉型目標是:過一個物慾較少、有意義的生活。物質與否，其實都是程度而已。

的目的，都是希望能找到有意義的個人價值，即使同樣是照顧花園，每個人的體悟也都不同。想要擁有一間房子，也許有部分是出自於物質的理由，當自己的經濟條件許可，擁有一間房子是一件令人滿足的事，同時也是一個很實際的需求，之後我們可以在裡面實現個人的創意，同時自己和家人也受到保護各種不同的情感都會在一件物品中混合並發酵。

士培：這會不會變成比較難克服的部分？在外面與人探討想法、去參與新事物都比較容易，但是當我們回到自己的家，一個習慣的環境與作息，或是一份親密關係，慣性就會將我們拉回原來的軌道。例如有些生態社區的創辦人可能依然擁有凱迪拉克，這或許顯示其內在與外在沒有好好連結時，外在的表現與想法就會與私下的生活脫節，理想成為口號，內外在分裂，就容易變成雙重標準或人格。

馬克教授：這不一定，看你認定什麼是舊習慣。例如查爾斯王子也許想要擁有一間很大的莊園，但是他可以在這樣的環境之中保存自己相信的生態社區價值，在裡面創作藝術，或示範自然農耕、教導大眾。如此，雖然是一間豪華莊園，但也在從事有益的活動，豪華莊園也會吸引人來參觀新的生活方式。

士培：的確，將已有的物質轉化為對社會有益的方式，值得讚許。考察人與自然和諧共生的自然農耕示範點，給大眾一個新的選擇，讓大家都可以試試看，漸漸理解並認同自然農耕的想法，無論如何都是一個開始；同時，如果有個人文會館做為平臺，能促進與更多人交換心得與意見。要讓一個人的價值突然改變比較難，但若是從生活實際面開始，人們逐漸會喜愛這樣的生活；當人們開始喜愛一樣東西，就會忍不住想要擁有相關物品。以往的社會價值觀是擁有最新型的車子，將來會逐漸轉變為最新型的農具，或是稀有的種子等。

馬克教授：這都是程度的問題。物質主義也許也是人類本能的延伸，想要得到足夠的糧食與物品以確保生存，只是這個本能被社會扭曲變形，導致現在這個困境。我認為人類的物質慾望不可能完全消除，這一點我們要很實際地來考量，人一定會想要擁有東西，所以這是一個程度的問題。我們可以鼓勵人們少擁有一點，珍惜並學習保養，壞了可以修理、重新製作等等，花心思將個人的創意發揮在其中，讓物品表現個人特質，獨一無二，這是其中一種方法，用比較實際的辦法來處理這方面的問題。

士培：也許有些真正享受創作的人不會在意是否擁有，對他們來說，只要有人欣賞愛惜這些作品的美，他們就心滿意足了。

馬克教授：是的，許多藝術家或工匠其實都是這樣。他們出售自己的作品，不只是為了賺錢，也是覺得對方會欣賞與愛惜。能擁有自己做的東西是滿好的，不過真正能提供滿足感的來源是在於創作的本身。

士培：有些人認為，人類原始聚落大都是土地或是財產共有，但是當個人逐漸發展出自我意識(ego)之後，開始希望擁有自己的東西，就像亞當夏娃的原罪一樣，墮落的人類從伊甸園被逐出，最後發展成我們現在的世界。您覺得呢？

馬克教授：我認為一個小型社區的人民比較有可能實行土地和財產共有，在那樣的環境下，即使個人擁有財產也沒甚麼用，或許其他人反而會覺得這人很怪。現在要成立這樣共有制的小型社區也是有可能的，但是對大部分人而言，擁有物質的慾望深深根植心中，無法完全去除；對大部分人而言，轉型目標是：過一個物慾較少、有意義的生活。物質與否，其實都是程度而已。

士培：我們也要學習接受別人可以採取不同程度的標準，不要用自己的標準去要求別人。重點不是比較，而是找到自己的價值，並踏出轉變的第一步。

馬克教授：大家可以在能力範圍之內付出心力與資源一起做好事，度過這世界必須承擔的後果，並盡量避免人性最糟的狀況出現。任何事都有可能，誰知道長期之後會發生甚麼事呢？當我們找到人生價值，開始珍惜周遭的人事物，發掘各種可能性，社會就邁進了一大步。我相信會有越來越多這樣的人出現，共同努力，齊心度過轉型期。

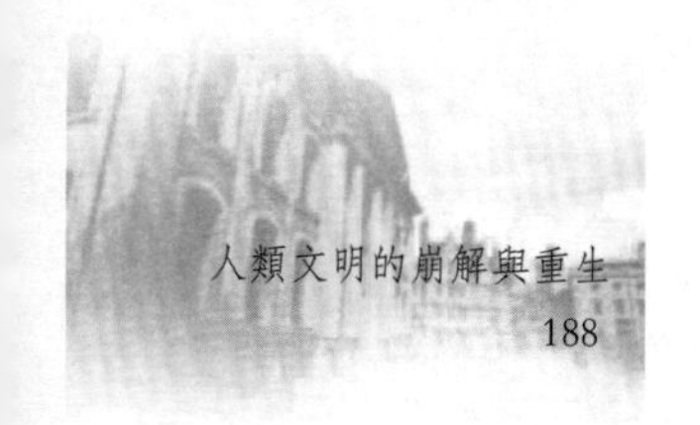

結語

去年在英國，我參加了一個由兩位智慧長者主持的和平儀式，這兩位長者是古老馬雅文明的智慧守護者，是對夫妻，銀髮像印地安人那樣編織起來，面容慈祥。經過活動體驗與對談，我深切的感受到，只要我們還在這個地球上，就要把握機會睜大雙眼，欣賞周遭可愛的人與花草樹木，採取行動，付出關愛！

從歷史的軌跡出發，也許人類發展有一定的慣性；同時，過程中卻隱含無數可能，只要清楚自己的決定，都能發揮潛力來珍愛地球。如同馬克教授所說：「每個人都能改寫歷史」，世界的未來就掌握在我們的手中！

人類文明的崩解與重生－
全球防疫專家牛津大學　馬克　哈里森教授訪談錄

出版策劃：中台文化顧問有限公司
http://www.ztconsult.org.cn
編　　著：洪士培
內容來源：馬克．哈里森教授
美術設計：設計部
封面構成：楊耀忠
文字編輯：黃逸卉
項目執行：劉佳琳
副發行人：陳婉瑜
發 行 人：臧鴻蘭

出版發行：中台文化顧問有限公司
地址：台北市大安區忠孝東路3段100號9樓
E-mail：ztconsult@126.com
電話：（02）2711-7038
出版日期：2011年3月

國家圖書館出版品預行編目資料

人類文明的崩解與重生－全球防疫專家牛津大學
馬克　哈里森教授訪談錄／洪士培編著
-初版- 台北市：中台文化顧問有限公司出版
ISBN 978-98686743-2-5

總經銷：紅螞蟻圖書有限公司
台北市內湖區舊宗路二段121巷28~32號4樓
電話：(02)2795-3656　傳真：(02)2795-4100